AF593037

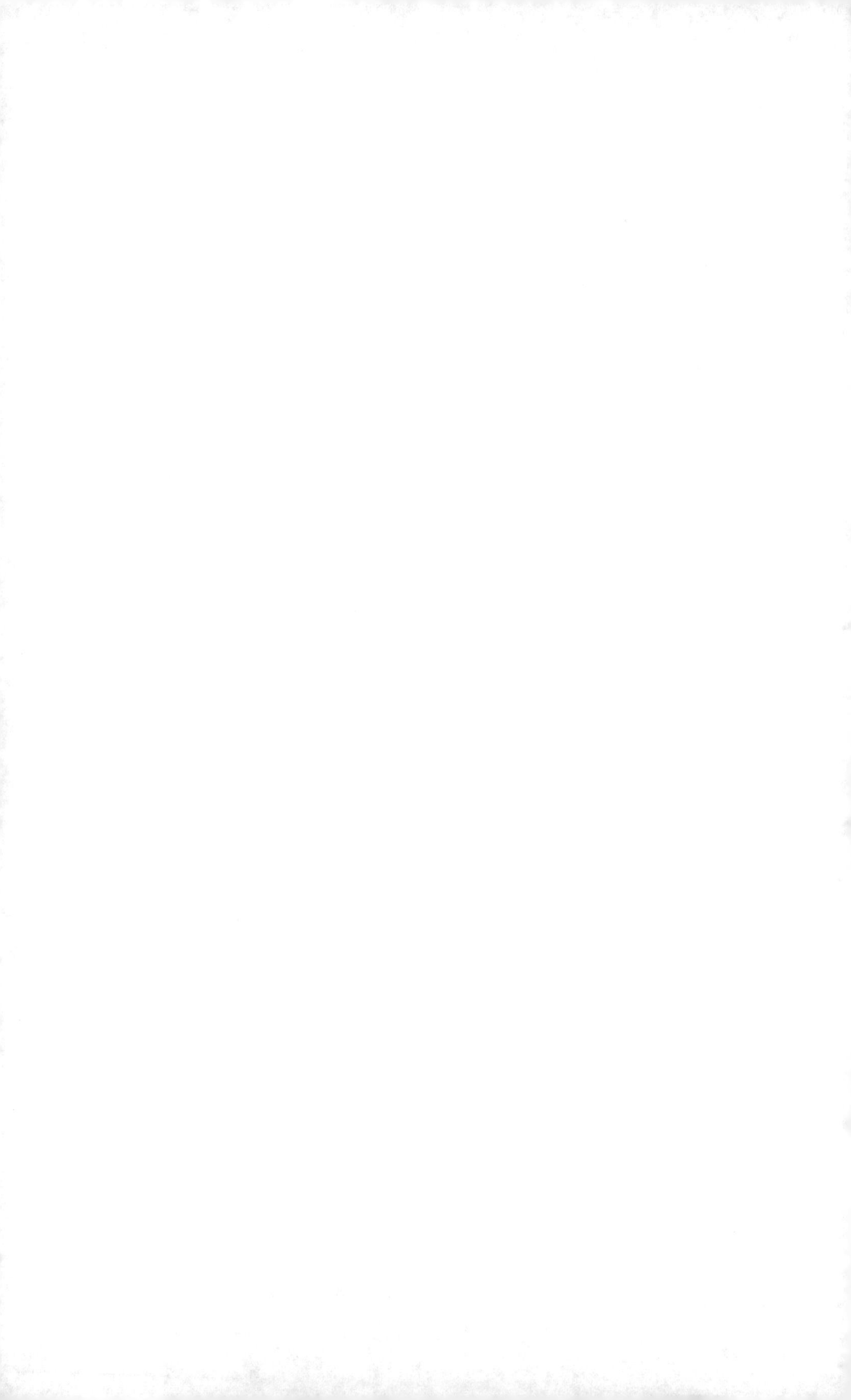

MINISTÈRE DU COMMERCE, DE L'INDUSTRIE
ET DES COLONIES.

EXPOSITION UNIVERSELLE INTERNATIONALE DE 1889.

DIRECTION GÉNÉRALE DE L'EXPLOITATION.

CONGRÈS INTERNATIONAL D'ANTHROPOLOGIE CRIMINELLE.

RAPPORTS

SUR LES QUESTIONS POSÉES AU CONGRÈS

ET

ACCEPTÉES PAR LE COMITÉ D'ORGANISATION.

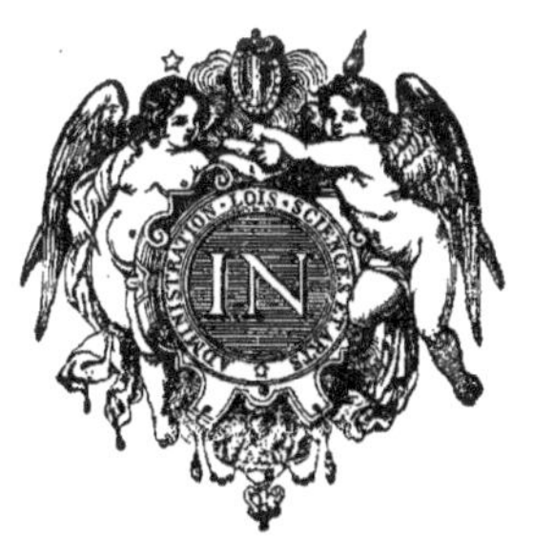

PARIS.
IMPRIMERIE NATIONALE.

M DCCC LXXXIX.

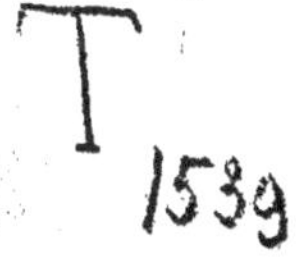

CONGRÈS INTERNATIONAL D'ANTHROPOLOGIE CRIMINELLE.

RAPPORTS SUR LES QUESTIONS POSÉES AU CONGRÈS ET ACCEPTÉES PAR LE COMITÉ D'ORGANISATION.

PREMIÈRE QUESTION.

Les dernières recherches d'anthropologie criminelle.

CESARE LOMBROSO, DE TURIN, RAPPORTEUR.

Un philosophe grec prouvait, en marchant, le mouvement; et c'est bien la marche toujours plus grande des découvertes de l'anthropologie criminelle qui prouve mieux son existence que ne le feraient les amplifications rhétoriques.

Le problème le plus important, résolu seulement à demi, dans le dernier Congrès, a été maintenant complété par les études de Verga, Brunati, Marro Ball, Gonzale, Tonnia, Pinero et par moi; le nombre des accès d'épilepsie larvée avec conscience presque complète s'est étendu par les études généalogiques des familles épileptiques, par leurs dérivations (Marro) de criminels, de phtisiques et de parents vieux (Marro), et aussi par la marche avec prédominance de gaucherie, par le vertige fréquent, par le délire intercurrent, etc.

Les quelques cas d'épilepsie sans absence du sens moral, mais avec éréthisme ou sensibilité exagérée expliquent les criminels par passion qui ont bien des fois une inconscience dans l'acte criminel, comme ils expliquent les Saints dans l'histoire.

Le rôle de l'épilepsie s'étend bien loin aussi, dans la catégorie des fous criminels; surtout dans les alcooliques, dans les hystériques, et dans ces psychopathies sexuelles, qu'autrefois on appelait des monomanies. Il n'y a qu'à prendre les tableaux d'Esquirol sur les monomanies homicides pour retrouver le tableau de l'épilepsie psychique.

Les criminels d'occasion, étudiés anthropologiquement, ont montré (comme on dirait dans le langage bactériologique), atténué, mais pourtant bien visible, les caractères des criminels nés : la sensibilité y est moins obtuse, les reflexes moins irréguliers, les anomalies moins fréquentes, surtout dans le crâne, mais ils ont toutefois quelques caractères à eux, comme les cheveux plus noirs chez les voleurs domestiques; la gaucherie plus fréquente chez les escrocs et chez tous une grande impulsivité.

Avec les études de photographies galtoniennes, j'ai trouvé dans dix-huit crânes de condamnés deux types qui se ressemblent merveilleusement et qui présentent, avec une exagération évidente, les caractères du criminel et, on pourrait bien dire, de l'homme sauvage : sinus frontaux très apparents, zygomes et mâchoires très volumineuses, orbites très grands et très éloignés, asymétrie du visage, type ptéléiforme de l'ouverture nasale, appendice lémurien des mâchoires. Les autres crânes d'escrocs et de voleurs m'ont donné un type moins précis : mais l'asymétrie, la largeur des orbites, la saillie de zygomes y sont toutefois très nettes, quoique moins marquées. Les anomalies sont encore moins évidentes dans la photographie obtenue avec ces dix-huit crânes.

Cette découverte me paraît avoir une importance tout aussi grande dans un ordre d'idées bien plus général, car elle vient étayer puissamment la signification et l'importance des statistiques moyennes, lesquelles semblaient devoir s'écrouler sous les derniers coups qu'on leur a portés : nous avons aujourd'hui des indications très nettes, pour s'en servir, en ne travaillant que sur des groupes suffisamment homogènes.

M. Lemoine a publié, dans les *Archives d'anthropologie criminelle* de Lyon, une anomalie peut-être unique : la réunion des lobes frontaux, rencontrée chez un ex-membre de la Commune, mort chez lui, à Lille.

M. Severi nous a montré, chez les criminels comparés aux gens normaux, une plus grande capacité des fossettes cérébelleuses.

Marino a démontré la diffusion de la fossette occipitale moyenne : 22 p. 100 chez les Papous et 25 p. 100 chez les Néo-Zélandais, tandis qu'il a confirmé la même proportion que j'ai trouvée chez les Européens et chez les criminels.

Joly a confirmé le phénomène étrange que la physionomie des criminels perd le cachet de la nationalité.

Ottolenghi a complété et développé les caractères curieux donnés par la canitie et la calvitie chez les criminels; il leur a trouvé un retard énorme qui ne trouve son homologue que chez les épileptiques et chez les crétins : au contraire, les rides sont bien plus nombreuses chez les criminels, surtout la ride naso-labiale qui est presque leur caractéristique.

Les femmes criminelles qui diffèrent autant des hommes manquent de tous ou presque tous ces caractères. Les criminels ont une gesticulation tout à fait à eux, qui fait partie du jargon (Pitre) et une calligraphie spéciale. Cette calligraphie, particulière aux criminels, a été confirmée par l'hypnotisme.

Les criminels ont vraiment un art particulier : ils excellent surtout dans la mécanique et dans la précision des détails; mais ils manquent presque toujours d'idéalité.

L'étude des échanges moléculaires a donné des résultats curieux. La température moyenne est bien des fois plus haute chez eux que dans les normaux; elle présente bien peu de variations dans les maladies pyrétiques. Les menstruations paraissent plus précoces à 14 ans chez les criminelles.

Dans les urines des criminels nés on trouve une plus grande quantité d'acide phosphorique et moins d'azote.

Mais je ne veux pas ôter à mes collègues Tenchini, Frigerio, Marro, Ottolenghi, le plaisir de parler de leurs victoires, bien plus grandes que celle-ci — dans l'étude du crâne, du cerveau, du squelette, des sens — et je leur laisse le soin de continuer cette revue.

DEUXIÈME QUESTION.

Existe-t-il des caractères anatomiques propres aux criminels? Les criminels présentent-ils en moyenne certains caractères anatomiques particuliers? Comment doit-on interpréter ces caractères?

LE DOCTEUR L. MANOUVRIER, DE PARIS, RAPPORTEUR.

Le but de ce rapport doit être de montrer où en est l'anthropologie anatomique des criminels, de critiquer les travaux accomplis et de provoquer de nouvelles recherches dans lesquelles seront évitées les erreurs commises jusqu'à présent. Cette étude critique ne peut être que très générale, car il faudrait un bien gros volume pour la faire en détail; elle n'en aura que plus de chances d'être accueillie comme elle a été faite, avec l'unique préoccupation de la vérité.

L'étude anatomique des criminels ne va point sans quelque analyse psychologique préalable, susceptible de la guider.

On peut remarquer tout d'abord qu'il ne s'agit nullement ici d'un ordre de recherches nouvellement institué, car il s'agit, en définitive, des rapports entre « le physique et le moral », entre le caractère, les aptitudes, les habitudes morales et l'organisation; question étudiée sans interruption depuis près d'un siècle par un grand nombre d'observateurs plus ou moins scientifiques et qui a joui pendant quelque temps, sous le nom de phrénologie, d'une vogue bien supérieure à celles dont jouissent aujourd'hui les recherches du même ordre, rajeunies et rétrécies sous le nom d'anthropologie criminelle. La précipitation, le défaut de compétence ou de rigueur scientifiques, ont discrédité l'ancienne phrénologie et nui à son développement : il ne faudrait pas qu'il en fût de même pour son jeune rejeton.

La relation étroite et indissoluble qui existe entre la physiologie (comprenant la psychologie) et l'anatomie, est à l'abri de toute contestation, si ce n'est de la part d'ignorants métaphysiciens. Mais il ne s'ensuit pas que toute différence dans la valeur des actes corresponde à une différence dans la forme ou la structure des organes qui ont servi à les accomplir. La nature des actes peut varier au point de vue sociologique, sans que leur nature varie au point de vue physiologique et, par suite, sans variation anatomique. Autrement dit, les mêmes organes peuvent produire une infinité d'actes diversement appréciables sociologiquement. Un même individu peut agir de mille façons différentes, suivant les influences auxquelles il est soumis, sans varier pour cela physiologiquement et anatomiquement, et sans cesser de réagir toujours conformément à sa constitution. De même un instrument peut produire de la bonne ou de la mauvaise musique, mais les sons qu'il peut rendre n'en dépendent pas moins de sa constitution et de sa forme : c'est là sa physiologie. L'homme est un instrument mis en jeu par un milieu infiniment variable.

Le crime, violation grave de la loi, est une matière sociologique; ce n'est pas une matière physiologique. Pour étudier analytiquement l'anatomie des criminels, il faudrait préalablement ramener les crimes à leurs éléments physiologiques, seuls relevables de l'anatomie. Cette analyse n'est pas chose facile, mais on peut s'en dispenser en recourant à une sorte de compromis d'investigation, c'est-à-dire en cherchant d'abord par la méthode des moyennes si les criminels diffèrent anatomiquement des honnêtes gens, en faisant cette recherche sur des catégories de criminels aussi divisées que possible, sinon analysées. Une fois que l'on aura reconnu l'existence de caractères anatomiques spéciaux, ou plus fréquents, ou plus prononcés chez les criminels et dans telle ou telle catégorie de criminels, alors on sera sur la voie de l'analyse psychologique de ce que l'on appelle aujourd'hui vaguement la tendance au crime et même de la tendance à tel ou tel crime en particulier. Ces tendances pourront être alors résolues en de véritables éléments psychologiques bien définis, correspondant à des caractères anatomiques également élémentaires.

Voilà dans quel sens l'étude spéciale, complète et approfondie des criminels finirait peut-être par arriver à la solution du problème anatomo-physiologique que l'on eût appelé naguère phrénologique. Mais est-il nécessaire de compliquer ce problème en y faisant intervenir les éléments sociologiques si vagues, crime et honnêteté, au lieu d'aborder directement l'analyse psychologique des défauts et des qualités, des tendances normales et pathologiques, avec l'analyse anatomique correspondante? Le problème concerne à la fois les criminels et les honnêtes gens, et il ne faut pas, je crois, envisager isolément les criminels: il faut seulement les considérer, au point de vue dont il s'agit, comme des sujets d'étude parfois très favorables par suite de l'accentuation des caractères à étudier, ou exclusivement disponibles pour certaines recherches.

Quoi qu'il en soit, il faut envisager ici l'étude des caractères anatomiques des criminels, puisqu'elle est engagée séparément.

Dès l'abord, il est aisé de prévoir que l'on se trouvera en présence d'une multitude de caractères anatomiques, car les variations anatomiques sont innombrables et les criminels, eussent-ils une sorte de bosse du crime particulière n'en présenteront pas moins toutes les sortes de variations anatomiques que l'on rencontre chez les hommes quelconques. Comment mettra-t-on de l'ordre dans ce ramassis? La classification des criminels en voleurs, assassins, incendiaires, etc., ne saurait constituer un moyen d'analyse suffisant, et c'est ici qu'apparaît avec évidence la justesse de cette remarque faite plus haut: que le crime n'est pas une matière immédiatement contiguë à l'anatomie. Il faut donc chercher à établir parmi les criminels des divisions susceptibles de rendre la contiguïté plus immédiate.

On peut considérer, par exemple, séparément:

1° Les crimes étranges, c'est-à-dire inexplicables chez un homme sain et normalement constitué, qui sont commis par des aliénés, des épileptiques, des idiots, des malades en délire ou des monstres anatomiques. Ce terrain appartient à la pathologie et à la tératologie;

2° Les crimes accomplis sous l'influence d'un trouble passager bien caractérisé (colère, ivresse, jalousie, peur, etc.), pouvant survenir chez des hommes quelconques, mais de préférence chez certains individus. Il faut distinguer ici les criminels dérangés habituellement ou fréquemment, c'est-à-dire les irascibles, les ivrognes, etc. et les criminels victimes d'un dérangement accidentel pouvant survenir chez l'homme le plus sain et le plus normal. On peut s'attendre à rencontrer dans cette classe beaucoup de dégénérés et de faibles d'esprit, d'inférieurs de toutes sortes, physiologiquement et anatomiquement;

3° Les crimes accomplis de sang-froid, soit habituellement et en quelque sorte professionellement, soit occasionnellement sous l'influence de conditions sociologiques fâcheuses et de motifs susceptibles d'agir régulièrement sur des hommes parfaitement sains et normaux.

Des distinctions de ce genre, basées sur l'analyse physiologique et la distinction entre l'état normal et l'état pathologique sont indispensables dans l'étude dont il s'agit, bien qu'il soit difficile et même impossible de classer de la sorte nombre de cas douteux et intermédiaires. Sans elles la classe sociale des criminels ne peut être qu'un fouillis physiologique auquel correspondra, peu utilement pour la science, un fouillis anatomique.

Il est bon aussi de chercher à distinguer physiologiquement et anatomiquement l'état normal de l'état anormal.

Physiologiquement, il est anormal de tuer et de voler sans motif ou bien sans autre motif que le plaisir de voir souffrir quelqu'un dont on n'a reçu aucun dommage. Mais il faudrait être un optimiste renforcé et un admirateur bien enthousiaste de l'humanité normale pour croire qu'il est anormal de convoiter le bien d'autrui et, le convoitant, de chercher à se l'approprier. Ce serait méconnaître, outre l'imperfection de la nature humaine, l'influence pernicieuse que peuvent exercer la mauvaise éducation, les mauvais exemples, les besoins naturels ou factices et les occasions séduisantes, les liaisons malsaines, les agréments d'une première escapade impunie et du profit qui a pu en être retiré; ce serait méconnaître en un mot les mille conditions sociologiques susceptibles de former des milliards de combinaisons qui peuvent entraîner au crime. Quels soins n'est-on pas obligé de prendre pour écarter de l'enfant et du jeune homme tant d'influences scéléripares et pour les contre-balancer d'avance par des influences antagonistes ! Sans doute le vol paraît exécrable, l'assassinat paraît épouvantable à celui qui, grâce à tant de soins dont ne sont pas privés les pauvres gens, a acquis les habitudes et la situation d'un honnête homme, et cependant, quand on songe à tout cela et quelque estime qu'on ait de soi-même, on imagine aisément des combinaisons de circonstances telles qu'on pourrait devenir un criminel; il y a d'ailleurs tant de sortes de crimes ! *A fortiori*, si l'on imaginait un passé défavorable, au lieu du passé favorable. On n'est donc pas obligé de supposer que les crimes ordinaires se rattachent à un état physiologique morbide ou anormal.

Et puis on peut encore considérer que beaucoup de particularités physiologiques peuvent être, suivant les circonstances, des qualités ou des défauts. Un tempérament amoureux pourra être fort apprécié dans un cas et considéré comme dangereux dans d'autres. L'audace qui sera la cause d'une action d'éclat chez un soldat deviendra l'objet de remarques désavantageuses chez un criminel. La brutalité fait partie des qualités recherchées dans certaines professions très honorées. Tel excellent employé, « dégourdi », beau parleur, aurait pu faire un escroc dangereux. D'autre part, avec une force musculaire plus grande, ou un peu plus d'audace, ou un peu plus d'initiative, tel honnête homme, deviendrait capable d'être un malfaiteur redoutable.

On conçoit en somme non seulement que le crime ne soit pas nécessairement lié à des particularités physiologiques anormales ou désavantageuses, mais encore qu'il puisse être déterminé, toutes choses égales d'ailleurs, par de véritables qualités, empêché par de véritables défauts.

Enfin il ne faut pas oublier que l'homme sain et normal n'est pas l'homme sans défaut et sans tendance au vice. Un tel homme serait peut-être introuvable parmi les honnêtes gens. Un défaut ou un vice ne devient pas une anomalie par le seul fait qu'il est observé chez un criminel même anormal d'ailleurs.

Anatomiquement, les mêmes remarques doivent être faites, et il ne faut pas considérer comme un être anormal ou inférieur tout homme qui n'est point parfait. Il ne faut pas appeler poutre chez un criminel ce que l'on appelle paille chez un honnête homme, surtout lorsqu'il s'agit de caractères anatomiques dont on ignore complètement la signification et qui ne paraissent nullement être en relation directe avec le crime. Prenons comme seul exemple la faible capacité crânienne qui n'est pas sans rapport avec la faiblesse d'esprit. La faiblesse d'esprit peut entraîner au crime dans certaines circonstances fâcheuses, mais elle peut rendre au contraire un individu plus inoffensif et elle est, en elle-même, parfaitement conciliable avec l'honnêteté, au point qu'il serait téméraire d'affirmer *a priori* qu'il y a plus de faibles d'esprit sur cent criminels que sur cent honnêtes gens. En tout cas, réserve faite de l'influence de la taille, la capacité crânienne n'est pas inférieure à la normale dans la catégorie des criminels par excellence que j'ai étudiée: celle des voleurs-assassins suppliciés.

Ces réflexions faites, examinons les résultats des recherches anatomiques faites jusqu'à présent sur les criminels.

A-t-on rencontré un caractère anatomique pouvant servir à caractériser exclusivement les criminels ou une certaine catégorie de criminels (voleurs, escrocs, assassins, etc)? Non, et il n'y a peut-être pas un seul anthropologiste qui croie à l'existence d'un tel caractère. On peut considérer comme plus ou moins fâcheuse au point de vue de la tendance au crime la présence de tel caractère ou de tel ensemble de caractères, mais sans admettre pour cela que ces caractères soient spécifiques, spéciaux aux criminels. La recherche de tels caractères ressemble quelque peu à celle de la pierre philosophale qui n'a pas été d'ailleurs sans rendre des services à la chimie.

Tout autre est la question de savoir si les criminels présentent en moyenne plus souvent ou plus fortement que les honnêtes gens des caractères anatomiques anormaux ou fâcheux quelconques. Répondre affirmativement ou négativement *a priori* serait téméraire même s'il s'agit en bloc de tous les crimes, normaux et anormaux. Il ne manque pas, en effet, dans la catégorie si mêlée des honnêtes gens, d'épileptiques, d'idiots, d'imbéciles, de dégénérés, de brutaux, de vicieux et d'inférieurs de toutes sortes; nombreux sont les « honnêtes gens » capables de devenir criminels ou qui ne valent pas mieux moralement que les pires forçats. Au premier abord on est fortement tenté de répondre affirmativement à la question ci-dessus parce qu'on se dit que, *toutes choses égales d'ailleurs*, les anormaux, les inférieurs, etc., sont plus exposés à devenir criminels, mais est-il bien certain que les choses aient été égales d'ailleurs pour les criminels? C'est en vain que l'on fait remarquer le petit nombre d'individus devenant criminels sur cent individus soumis à des conditions, à des circonstances sociologiques défectueuses. Voilà des conditions et des circonstances qu'il est malaisé de peser et qui, au surplus, forment des combinaisons variables à l'infini, soit entre elles, soit avec les tendances si complexes elles-mêmes de chaque individu. Sur les cent individus envisagés, n'est-il pas possible de croire que les dix ou vingt qui sont devenus criminels sont ceux qui se sont trouvés précisément soumis aux combinaisons sociologiques et physio-sociologiques les plus fâcheuses? Il est donc plus sage de laisser répondre les faits eux-mêmes.

Les documents publiés sont nombreux déjà; mais ils ne seraient pas encore suffisants pour convaincre un anthropologiste incrédule qui les opposerait l'un à l'autre et qui approfondirait chacun d'eux en critique sévère. On a exhibé quelques criminels monstrueux qui ne prouvent pas que les criminels soient des monstres anatomiques, de même qu'en montrant quelques criminels épileptiques, cela ne prouve pas que les criminels soient des épileptiques. On a mis en avant des moyennes calculées sur des séries insuffisantes, des chiffres recueillis par des observateurs différents ou obtenus par des procédés défectueux, par des observateurs novices qui faisaient sur des criminels leurs premiers essais; on a cité des différences insignifiantes qui peuvent se rencontrer entre deux séries d'hommes quelconques, aussi bien qu'entre des hommes quelconques et des criminels; on a comparé des séries de criminels à des séries de soldats, c'est-à-dire à des séries d'hommes exempts d'infirmités ou de difformités graves qui s'accompagnent très souvent de difformités moins graves. On a néanmoins calculé la fréquence relative de difformités de toutes sortes chez les uns et chez les autres, sans prendre garde au surplus que, pour établir le degré de fréquence relative d'une anomalie, il faut opérer sur des séries parfois très fortes et en tout cas beaucoup plus fortes que pour établir d'une façon stable la moyenne d'un caractère qui ne varie que du plus au moins. D'autres fois on a cité des particularités crâniennes relevées par des observateurs différents sans s'occuper des variétés d'appréciation souvent très diverses, etc.

Malgré toutes ces incorrections et cette incohérence, on rencontre çà et là quelques documents à peu près exempts de défauts choquants et à peu près concordants entre eux, de sorte que, l'opinion préconçue aidant un peu, on arrive à être persuadé, jusqu'à plus ample informé, que les criminels présentent réellement, en général ou en moyenne, une proportion plus forte de caractères anormaux ou inférieurs. Et le nombre de ces caractères se multiplie de jour en jour, si bien qu'il n'y aura plus bientôt un seul honnête homme sur lequel on ne puisse relever une demi-douzaine de caractères criminalisés; mais les criminels qualifiés atteindront sans doute alors la douzaine, et il s'agira de savoir si quelque autre catégorie sociale, professionnelle ou non, ne dépasse pas, sous ce rapport, celle des criminels.

Examinons à présent la question du type criminel. Si, pour constituer ce type, on réunissait tous les caractères pathologiques et anormaux constatés sur 100, 1,000 criminels, en évitant, bien entendu, de mettre ensemble des caractères incompatibles entre eux, on arriverait à former une sorte de bouc émissaire, un arlequin, et rien de plus.

Un criminel est plagiocéphale, un autre a les bras trop longs, un autre a une fossette vermienne, etc.; ce n'est pas avec tout cela qu'on réalisera un type.

Pour réaliser un type, on réunit, par le calcul d'une moyenne, les caractères communs à la plupart des cas, en éliminant les anomalies et les caractères pathologiques. S'il s'agit de réaliser un type anormal, alors on est obligé de choisir, pour chaque espèce d'anomalie ou d'altération, un individu chez lequel cette anomalie ou cette altération est bien caractérisée, et alors il y aura autant de types qu'il y a de sortes d'anomalies ou d'altérations constatées. Il ne peut donc y avoir *un* type criminel pas plus qu'il ne peut y avoir *un* type d'homme monstrueux ou pathologique.

Pour caractériser les criminels en général, il faudrait obtenir sur eux des moyennes que l'on comparerait aux moyennes des individus quelconques de la même race, du même sexe, de la même classe sociale, etc., et ces dernières moyennes étant considérées comme typiques, les criminels seraient dits *hypotypiques* avec fréquence plus grande de caractères anormaux et pathologiques. Les hommes vertueux, catégorie non moins vague que celle des criminels, seraient sans doute alors des *métatypiques*, mais on n'a pas étudié encore les hommes vertueux. Et pourtant, c'est à ces derniers qu'il faudrait comparer anatomiquement les criminels, si l'on voulait bien mettre en évidence les caractères anatomiques des uns et des autres. La catégorie des « honnêtes gens » fourmille de paresseux, d'imbéciles, d'intrigants malhonnêtes, de fourbes, de brutaux et de criminels non qualifiés par la loi; c'est une des raisons de la modicité des résultats obtenus dans la description anatomique des criminels.

Que signifient ces résultats?

Si l'on veut aller plus loin que la réponse générale implicitement contenue dans les pages précédentes, c'est là *une* question résolvable par l'anthropologie anatomique, dont l'anatomie comparative des criminels n'est qu'un chapitre au même titre que l'anatomie d'une multitude de catégories humaines. L'étude anatomique des criminels, pour devenir explicative, a besoin d'être conçue plus largement, ainsi que j'ai cherché à le montrer au début de ce rapport.

TROISIÈME QUESTION.

Sur l'opportunité d'établir des règles pour les recherches d'anthropométrie et de psychologie criminelles dans les hôpitaux d'aliénés et dans les prisons.

Le docteur E. SCIAMMANA, de Rome, rapporteur.

L'étude de l'homme criminel a eu son origine dans l'amour le plus pur pour la science, du désir le plus vif de la vérité. Celui qui commença le premier à recueillir les histoires des criminels célèbres, à tracer leurs notes organiques, à étudier leurs conditions physiques spéciales et le milieu où ils vécurent et à rechercher quelles étaient leurs affections au moment où ils se décidèrent pour le crime, ne voulut peut-être que satisfaire une curiosité scientifique. Mais, à présent, grâce à la civilisation de notre époque, dans laquelle les vérités conquises par le travail assidu des laboratoires et par l'étude non interrompue de tous les disciples de la science s'imposent et sont publiquement senties, on a reconnu partout l'importance pratique de l'étude de l'anthropologie criminelle.

Il est certain qu'il y a cependant des hommes de science qui nient la fécondité des recherches d'anthropologie criminelle et qui croient *à priori* que le crime n'étant que le résultat de la volonté poussée par une force ayant dans la volonté même son origine, ne peut pas se trouver en rapport avec les données physiques ou psychiques qui peuvent par hasard se réaliser chez tous les individus.

Mais nous ne sommes pas obligés de nous occuper de ces adversaires avec lesquels nous ne pourrions nous accorder, puisqu'ils ne militent pas dans le champ expérimental.

Parmi ceux qui sont doués de culture intellectuelle naturaliste, il y a quelques-uns, qui, connaissant quelques faits physiques fréquemment rencontrés chez les criminels, sont contraires aux études anthropologiques criminalistes, non pas parce qu'ils les croient stériles, mais parce que, voyant généralement chez les criminels des caractères physiques et psychiques communs à ceux des fous, craignent, ne connaissant pas assez la question, que la nouvelle école anthropologique puisse mêler à la fois coupables et malades, déclarer l'irresponsabilité des premiers et exposer la société à de grands périls, en la privant d'un puissant moyen de défense, tel qu'est en effet le droit de punir.

Mais il ne s'agit pas ici de corriger ces mauvais raisonnements. Il suffira seulement de remarquer que ces gens-là ne nient pas à de telles études une importance exceptionnelle, importance ainsi reconnue non seulement de la part des disciples de la nouvelle école, mais aussi par tous les positivistes qui jusqu'ici ont accepté ou non les conclusions que quelques savants croient avoir atteintes.

Actuellement, ce sont les académies scientifiques, les congrès de médecine, les administrations des prisons qui se sont posé cette question: Quels peuvent être les caractères criminels?

Il y a quelques années, la Société d'anthropologie de Bruxelles a nommé une commission, dont MM. Bamlot et Warnots ont été les rapporteurs, chargée d'étudier les caractères des criminels de profession, et dans le bulletin de cette société on a publié les études faites sur les détenus de Louvain, sur leur sensibilité générale et musculaire et sur leur force musculaire.

En 1885, le Congrès de médecine mentale à Anvers, à la suite d'une communication du docteur Semal sur les rapports entre la criminalité et la folie, vota à l'unanimité un ordre du jour par lequel on disait que le Congrès, en présence de certains faits de caractère anatomique, physiologique et clinique, démontrant l'utilité des recherches sur la situation physique et morale des criminels, émettait le vœu que les pouvoirs publics favorisent la continuation de l'enquête commencée par la société de médecine mentale de Belgique et que cette enquête fût organisée par une commission dans laquelle devaient être également représentés la magistrature, l'administration supérieure pénitentiaire et l'élément médical.

Au Congrès international de médecine de Barcelone, on a traité de la manière de mettre le langage du droit pénal en rapport avec l'état des connaissances phrénologiques, ce qui ne veut pas dire seulement d'accorder de l'importance aux études d'anthropologie criminelle, mais reconnaître aussi que les enquêtes scientifiques sont assez avancées pour exiger déjà leur application pratique.

Cela dit, si l'on considère combien est encore jeune la science de l'anthropologie criminelle, on voit clairement que l'on a fait de tels progrès, dans la voie tracée par cette science, qu'on peut avoir l'assurance que bien peu des vérités scientifiques se sont imposées au monde si promptement et si universellement. Je crois que ce n'est pas là un des moindres mérites de notre temps que de la nature des vérités de la nouvelle école. On pourrait comparer ses résultats à ceux d'autres sciences, telles que la bactériologie, qui dans ces dernières années n'ont pas eu une fortune moindre.

Désormais les administrations publiques s'adressent souvent aux hommes de science pour apprendre quelles sont, selon les cas, les vérités prouvées qui doivent exercer leur influence sur les autorités constituées.

Et les savants qui jusqu'ici ont lutté généralement contre les obstacles administratifs pour réunir ou compléter les recherches, qui pourront enfin conduire à des conclusions pratiquement applicables au gouvernement de la société, doivent bien volontiers accepter l'appui moral et matériel qui n'est pas nié actuellement de la part des autorités. Aussi c'est aux savants d'insister pour obtenir qu'on leur donne tous les matériaux pour rassembler les faits qui ont jusqu'ici échappé aux observateurs non techniques, afin que les mêmes faits soient examinés avec tous les moyens de la science, dans les causes qui les déterminent, dans les circonstances qui les accompagnent, aussi bien que dans les conséquences auxquelles ils conduisent, et, une fois reconnue leur nature, les interpréter de manière à servir à la déduction de quelque loi constante.

Je crois qu'aujourd'hui, dans tous les pays civilisés, l'école anthropologique criminaliste ne rencontrera plus les obstacles réglementaires que des directions jalouses ou timides ont souvent soulevés et qu'au contraire on ouvrira avec facilité les prisons à ceux qui étudient la psychologie criminelle, de même que l'on permettra aux anthropologues criminalistes, aux névropathologistes et aux aliénistes des examens complets sur les cadavres des condamnés, afin qu'on arrive à utiliser tous les moyens scientifiques que l'on a pour la recherche des lois par lesquelles se vérifie dans chacun des cas, ou se reproduit dans la société, la maladie la plus affreuse, le crime.

Dans ces conditions, c'est notre devoir, puisque nous nous trouvons assemblés dans un des principaux centres scientifiques du monde, de nous entendre afin que les recherches que nous pourrons faire, chacun dans notre propre pays, puissent nous amener à réunir une remarquable quantité de faits clairement et exactement prouvés. Lorsque de toutes parts s'élèveront à la fois des savants témoins d'un seul et même fait, on aura établi une loi et alors les discussions ne rouleront que sur l'interprétation de faits prouvés ou bien sur des corollaires d'une loi universellement admise.

Depuis 1884, en Italie, où la direction générale des prisons est confiée à M. Beltrani-Scalia, un de nos plus illustres savants, on ordonna les autopsies de tous les condamnés qui mourraient dans les prisons du royaume.

On voulait ainsi réunir une série de données physiques qu'on aurait relevées sur les cadavres des criminels, dont l'histoire, relative au crime, eût été facile à reconstruire avec les documents des prisons.

Chargé de formuler une table de questions, auxquelles tous les médecins des prisons du royaume étaient obligés de répondre, pénétré du but de ces recherches, je proposai, parmi les autres, une série de questions relatives à l'examen extérieur des cadavres sans en exclure les recherches anthropométriques.

Pour répondre consciencieusement aux questions de ces deux premiers chapitres de la table il fallait beaucoup de temps. Cela fit que les médecins des prisons d'Italie trouvèrent trop lourd le travail que l'on voulait leur assigner.

On dut conséquemment renoncer à l'espoir de recueillir des matériaux scientifiques, utiles aux études criminologiques, les observations recueillies dans la première année et dans les années suivantes étant restées très incomplètes.

Au reste, même si l'on avait pu avoir une longue série de tableaux parfaitement complétées avec un questionnaire mieux rédigé que celui que j'avais formulé, on n'aurait jamais obtenu de ce recueil les données les plus importantes relativement à la personnalité des criminels, c'est-à-dire les données psychologiques. En effet dans la meilleure hypothèse on n'aurait pu les déduire que par des travaux sans but scientifique, tels que les instructions des procès et les observations faites sur les détenus par le personnel de surveillance des prisons.

Or c'est précisément sur cela que je veux appeler votre attention, mes illustres confrères. En effet, quelle ne serait l'utilité de ce travail si le précieux matériel psychologique, anthropologique, tératologique et anatomo-pathologique des prisons de tous les pays était complètement étudié par des personnes compétentes? Et comment pourrait-on, de la part de qui que ce soit, échapper à l'application pratique de vérités expérimentales universellement admises?

Mais afin que nos études puissent véritablement vous offrir en peu de temps scientifiquement et pratiquement ce que nous en attendons, il faut suivre une méthode unique, de sorte que les mêmes études soient comme l'expression de faits constatés par une seule et même personne. En suivant ce système, ceux qui étudieront sur un matériel criminologique quelconque pourront bien noter toutes les observations qu'ils croiront meilleures ou instituer les recherches qu'ils croiront le plus profitables; mais il est nécessaire que le travail principal soit constitué par une statistique de faits déterminés, recherchés partout et chez tous les individus qui pourront les fournir et que cela soit fait suivant, comme on a dit plus haut, une méthode unique. Cette nécessité n'a pas échappée à ceux qui ont essayé de faire des recherches anthropologiques pour contrôler des faits annoncés par d'autres observateurs. M. Paul Héger, à l'égard de résultats un peu différents de ceux de M. Lombroso, va jusqu'à dire dans ses observations sur la capacité moyenne du crâne des criminels : « . . . . . Il peut y avoir des inégalités dans la manœuvre même du cubage, à laquelle il faut avoir été initié par des exercices faits en commun si l'on veut que les mesures prises par différents opérateurs soient exactement comparables entre elles. »

Par conséquent c'est à vous, Messieurs, de formuler un code d'observations et d'établir que personne ne s'en écarte.

Ces recherches statistiques internationales doivent être faites sur des criminels vivants et sur les cadavres des criminels. Les premières doivent servir essentiellement à établir d'une manière absolue la partie intellectuelle, les modes de manifestation de l'affectivité et le degré de l'énergie volitive; et cet état objectif psychologique doit être précédé de l'étude anamnestique que l'on pourra aisément faire en interrogeant le sujet à étudier, et par les faits constatés par son procès criminel. Il est bien clair qu'il ne faudra négliger surtout l'hérédité criminelle et névropathologique. Outre cela je crois que l'on devrait pratiquer toutes les recherches anthropologiques et cliniques qui sont nécessaires pour compléter l'examen physique d'un individu sain ou malade.

Aussi je dois ajouter que l'on devrait faire cet examen sur les condamnés avant qu'ils aient souffert d'une réclusion prolongée pour éviter d'attribuer au criminel ce qui n'appartient qu'au reclus.

Le but des recherches sur les cadavres sera de préciser les conditions tératologiques et pathologiques ayant égard aux altérations contractées par la prééminence des tendances morbifiques ou de celles qui sont le résultat d'un développement anormal dû à une cause quelconque.

Si de telles recherches sont faites à la fois sur des criminels et sur des fous, on pourra bientôt réunir tous les anneaux de la chaîne psycho-pathologique, aux deux bouts de laquelle se trouvent, dans le sens vulgaire des mots, la criminalité et la folie.

Dans toutes les maisons de fous où les soins des malades sont confiés à des savants zélés, on ne néglige point de faire de telles études et si les notes anamnestiques et objectives recueillies partout sont actuellement quelque peu différentes, de sorte que l'on pourrait difficilement utiliser dans un travail de statistique toutes les remarques faites dans les divers pays et par plusieurs observateurs, la raison en est précisément que celui qui, dans le sujet à étudier, se propose des recherches, a principalement en vue de compléter ses observations. Mais je pense que, même sans un accord spécial entre les aliénistes, on pourrait aisément obtenir que l'on fît dans les hôpitaux des fous les mêmes recherches qui seraient établies dans les prisons, soit sur des vivants, soit sur des cadavres.

Les phrénologistes de toutes les nations répondront très volontiers, je crois, à l'appel des anthropologues criminalistes, si on leur demande des recherches catégoriques sur les aliénés.

Or j'ai confiance que ce Congrès voudra bien prendre en considération l'idée de proposer ce que j'ai incidemment nommé un code de recherches, en déléguant dans ce but une commission chargée de formuler un questionnaire.

Dans l'espoir que ce Congrès voudra émettre le vœu que les autorités des prisons de toutes les nations accordent leur faveur à ce mouvement scientifique, je me permets aussi d'appeler votre attention sur l'importance exceptionnelle des recherches que l'on pourrait faire dans les maisons de correction, non seulement dans l'intérêt scientifique, ces documents pouvant servir de complément aux observations que l'on pourrait faire plus tard sur les mêmes individus dans les prisons, mais aussi parce qu'elles serviraient peut-être de guide pour le traitement à suivre pour atteindre le but de la correction.

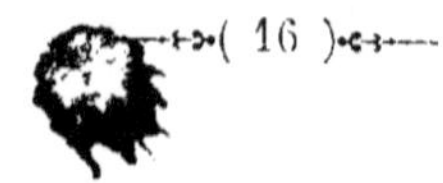

QUATRIÈME QUESTION.

Des conditions déterminantes du crime et de leur valeur relative.

M. L. FERRI, professeur de droit pénal, député au Parlement italien.

La genèse naturelle du crime obéit à une loi fondamentale par laquelle tout crime n'est que la résultante du concours simultané et indivisible soit des conditions biologiques, soit des conditions de milieu où naît, vit et agit le criminel.

Aucun crime, quel que soit son auteur, dans n'importe quelles circonstances, ne peut être expliqué que comme *fiat* du libre arbitre individuel ou comme effet naturel de causes naturelles. La première de ces explications n'ayant aucune valeur scientifique, il est impossible d'expliquer scientifiquement un crime (comme du reste, toute autre action humaine et même animale) s'il n'est pas considéré comme le produit de telle ou telle constitution organique et psychique personnelle, qui agit dans tel ou tel milieu physique et social.

Il n'est donc pas exact, tant s'en faut, d'affirmer que l'école criminelle positiviste réduit le crime à un phénomène purement et exclusivement anthropologique; car au contraire, cette école a toujours soutenu, dès ses débuts, que le crime est l'effet des conditions anthropologiques, physiques et sociales, qui le déterminent avec une action simultanée et inséparable. Et si ses recherches sur ces conditions biologiques ont été plus abondantes et plus apparentes, par leur nouveauté, cela ne contredit en rien cette conclusion fondamentale de la sociologie criminelle.

Cela posé, il reste à voir quelle est la valeur relative de ces trois ordres de conditions dans la détermination naturelle du crime.

Cette question, selon moi d'une part est généralement mal posée et d'autre part ne peut pas avoir une réponse absolue et monosyllabique.

Elle est généralement mal posée; car ceux qui pensent, par exemple, que le crime n'est qu'un phénomène purement et exclusivement social, sans que les anomalies organiques et psychiques du criminel concourent à sa détermination, méconnaissent plus ou moins ouvertement la liaison universelle des forces naturelles et oublient que dans n'importe quel phénomène on ne peut limiter, d'une façon absolue, le réseau de ses causes, proches et lointaines, directes et indirectes.

En posant d'une façon absolue cette question, ce serait comme demander si la vie d'un mammifère est l'effet des poumons ou du cœur ou de l'estomac ou bien des végétaux ou de l'atmosphère. Tandis que l'un et l'autre de ces ordres de conditions personnelles et externes sont nécessaires à la vie de cet animal.

En effet, si le crime était le produit exclusif du milieu social, comment expliquerait-on ce fait quotidien, que dans le même milieu social et dans des circonstances égales de misère, d'abandon, de manque d'éducation, sur 100 individus, par exemple, 60 ne commettent pas de crimes, et des 40 qui restent, 5 préfèrent le suicide au crime; 5, au contraire, deviennent fous; 5 n'arrivent qu'à se faire mendiants ou vagabonds non dangereux, et les 25 autres commettent-ils des crimes? et parmi ceux-ci, tandis que plusieurs se limitent, par exemple, au vol sans violence, pourquoi d'autres commettent-ils des vols avec violence et même, de prime abord, avant que la victime se révolte ou menace ou appelle au secours, commettent un assassinat avec le seul but du vol?

Les différences secondaires des conditions sociales, qui peuvent se vérifier même parmi les membres d'une même famille, qui pourrit dans un des bas-fonds de nos villes ou bien sont entourés par les tentations de l'argent, du pouvoir, etc., ne suffisent pas, évidemment, à elles seules, à expliquer les différences énormes des actions résultantes, qui vont de la conduite honnête malgré tout au suicide et à l'assassinat.

Il faut donc poser la question dans un sens tout à fait relatif et demander lequel des trois ordres de causes naturelles du crime a plus ou moins d'influence dans la détermination de chaque crime, dans tel ou tel moment de la vie individuelle et sociale.

On ne peut pas donner une réponse tranchante et générale à cette question, car l'influence relative des conditions anthropologiques, physiques et sociales varie pour chaque action délictueuse, selon ses caractères psychologiques et sociaux.

Si nous considérons, par exemple, les trois grandes classes de crimes contre les personnes, contre la propriété et contre la pudeur, il est évident que chaque ordre de conditions déterminantes et surtout les conditions biologiques et les conditions sociales ont une influence tout à fait différente dans la détermination des meurtres, des vols ou des viols. Et cela se peut répéter pour toutes les catégories de crimes

L'influence indéniable des conditions sociales et surtout économiques, dans la détermination à commettre des vols, est bien moindre dans la cause des meurtres et des viols.

Et même, dans chaque catégorie de crimes, l'influence des conditions déterminantes varie de beaucoup selon les formes spéciales de criminalité.

Certains meurtres d'occasion sont évidemment l'effet des conditions sociales (jeu, alcoolisme, opinion publique, etc.), dans une mesure bien plus grande que certains meurtres, qui ne sont en majorité, que l'effet de la férocité, de l'insensibilité morale des individus ou bien de leurs conditions psycho-pathologiques, auxquelles correspondent des conditions organiques anormales.

Et, de même, certains attentats à la pudeur, incestes, etc., sont en grande partie l'effet du milieu social, qui en condamnant plusieurs personnes à vivre dans des bouges sans air et sans lumière, avec une promiscuité brutale de sexes entre parents et enfants, efface ou empêche en elles tout sentiment normal de pudeur. Tandis que certains viols, etc., dérivent en majeure partie des conditions biologiques du criminel, soit dans des formes évidentes de psychopathie sexuelle, soit dans un degré moins évident, mais non moins existant, d'anomalie biologique.

Et pour les vols aussi, tandis que les vols simples occasionnels sont, en grande partie, l'effet des conditions sociales et économiques, cette influence devient mineure en comparaison des impulsions données par la constitution personnelle (organique et psychique) par exemple dans les vols avec violence et surtout dans les assassinats avec le but du vol, que les «escarpes» de la «haute pègre» commettent si froidement.

La même observation peut être faite pour les conditions du milieu physique; en effet, si l'augmentation constante des crimes contre la propriété pendant l'hiver (et, comme je l'ai démontré pour la première fois avec les statistiques criminelles françaises, pendant les années de température plus rigoureuse) n'est qu'un effet indirect, par des raisons sociales et économiques, de l'influence de la température, d'autre part, l'augmentation des crimes de sang et contre la pudeur pendant les mois et les années de température plus haute n'est qu'un effet direct de la température même pour les individus qui sont dans des conditions biologiques de résistance moindre contre ces influences.

Les limites imposées à cet exposé ne me permettent pas de donner les preuves anthropologiques, psychologiques et statistiques de mes conclusions; mais celles-ci ne sont que la synthèse des nombreuses études positives faites sur la détermination naturelle du crime, en observant les criminels et les milieux où ils agissent.

Cependant, à ces conclusions, que je soutiens depuis bien des années, on a fait une dernière objection. On a dit que, même en admettant que, pour certains crimes et criminels l'influence plus grande doit être reconnue aux conditions physio-psychiques de l'individu, qui peuvent aller de l'anomalie anthropologique peu évidente à l'état pathologique le plus accentué, cela n'exclut pas que le crime soit la conséquence des conditions sociales. En effet, dit-on, les anomalies physio-psychiques de l'individu ne sont à leur tour qu'un effet du milieu social délétère, qui condamne ceux qu'il entoure à une dégénération organique et psychique.

Cette objection est vraie, si on la prend dans un sens relatif, mais n'a pas de fondement si on lui donne une valeur absolue.

D'abord il faut songer que la définition entre cause et effet n'est que bien relative, car chaque effet est à son tour une cause et *vice versa*, de sorte que si la misère (matérielle et morale) est une cause de dégénération, la dégénération, à son tour, comme la pathologie et l'anomalie biologique, est une cause de misère. Et dans ce sens, la question serait tout à fait métaphysique comme les fameuses discussions byzantines : s'il y a eu, à l'origine, l'œuf avant la poule ou la poule avant l'œuf. En effet, lorsque, à propos des études de géographie criminelle, on a dit que la quantité et la qualité de la délinquance dans telle et telle province, au lieu d'être l'effet de conditions biologiques (race, etc.) et physiques (climat, etc.) n'étaient que l'effet des conditions sociales et surtout économiques (agricoles, industrielles, etc.), j'ai pu donner une réponse très facile.

En effet, même en dehors de la vérification positive, si les conditions sociales de telle ou telle province, qui ont certainement leur influence, sont réellement dans une liaison absolue et exclusive avec la criminalité, on pourrait toujours demander : et les conditions sociales de telle province ne sont elles-mêmes l'effet des caractères ethniques d'énergie, d'intelligence, etc, de ses habitants et des conditions du climat, du sol, etc.?

Mais, avec plus de précision, on peut observer aussi que, même en dehors des conditions profondément pathologiques, qui rentrent tout de même dans les facteurs biologiques du crime, il y a un nombre très grand de cas dans lesquels on ne peut pas dire, en fait, que les anomalies biopsychiques du criminel soient l'effet d'un milieu physiquement et moralement méphitique.

Dans chaque famille à plusieurs enfants, comme il y a, malgré le même milieu et les mêmes conditions favorables et avec des méthodes convenables d'instruction et d'éducation, des individus intellectuellement différents dès le berceau, soit par la quantité, soit par la qualité du talent, de même ces individus sont différents, dès le berceau, par leur constitution physiologique et morale. Et le phénomène, quoiqu'il ne soit évident que dans les cas moins nombreux des caractères plus accentués dans la normalité ou dans l'anormalité, ne cesse pas d'être vrai aussi dans les cas plus nombreux des caractères médiocres.

Je ferai observer, à ce propos, que les conditions physiques et sociales ont une influence plus ou moins grande, selon que la constitution physio-psychique de l'individu est plus ou moins saine et forte.

De sorte que la conclusion pratique de ces observations générales sur la genèse naturelle du crime est celle-ci : que chaque crime est la résultante des conditions individuelles, physiques et sociales, et que, puisque ces conditions ont une influence plus ou moins prépondérante pour les différentes formes de criminalité, le moyen le plus sûr et le plus fécond qu'ait la société dans sa fonction de défense contre le crime est double et doit être employé et développé simultanément : d'une part, l'amélioration des conditions sociales comme prévention naturelle du crime (*sostitutivi penali*), et, d'autre part, les mesures d'élimination perpétuelle ou temporaire selon que l'influence des conditions biologiques dans la détermination du crime est presque absolue ou est plus ou moins grande ou plus ou moins curable.

CINQUIÈME QUESTION.

De l'enfance des criminels dans ses rapports avec la prédisposition naturelle au crime.

MM. le Dr Roméo TAVERNI, professeur de pédagogie à l'Université de Catane (Italie), et le Dr MAGNAN, médecin en chef de l'Asile Saint-Anne à Paris, rapporteurs.

I

§ 1. La tâche de connaître, en interrogeant exclusivement l'anatomie, la genèse du crime chez l'homme individuel, n'a pas réussi et ne pouvait réussir. Car, dans la vie morale de l'humanité, le phénomène le plus simple nous ramène nécessairement, pour son explication, à beaucoup de causes, devant être recherchées par plusieurs sciences, et jamais à une seule cause, du ressort d'une méthode unique.

Le problème consistant à rechercher s'il existe, dans le crâne et dans le cerveau des criminels, des anomalies autorisant l'idée qu'une dégradation ou une dégénérescence physique prédomine parmi cette classe d'hommes, reste encore aujourd'hui un objet d'étude. Les résultats, auxquels on est parvenu jusqu'à présent ne semblent pas tous assez concluants.

Parmi ceux qui font ces études, les uns ont observé un trop petit nombre de cas, et d'autres se sont occupés seulement des anomalies crâniométriques, en se désintéressant des anomalies de l'encéphale, ou *vice versa*. Dans l'étude de l'encéphale, les recherches n'ont pas toujours été exemptes de l'influence de conceptions *a priori*. On a tâché d'établir des rapprochements imaginaires entre quelques dispositions particulières, mais tout à fait accidentelles, des circonvolutions cérébrales des criminels et quelques dispositions normales des mêmes circonvolutions chez d'autres mammifères. Très rares ont été les observateurs qui ont recherché si, chez les criminels, les particularités que la surface des hémisphères cérébraux présente, en rapport avec le type du crâne correspondant, sont ou non les mêmes que l'anatomie nous a déjà appris exister chez les sujets non criminels.

Néanmoins, les observations de plusieurs anatomistes très savants semblent nous autoriser à affirmer qu'il n'existe aucun type spécial du crâne et du cerveau des criminels; ce qui nous invite à nous rappeler qu'il n'existe non plus aucun type normal du crâne et du cerveau des non-criminels. Dans le crâne et dans l'encéphale des criminels, des caractères dégénératifs semblent s'être présentés avec une fréquence plus grande que dans ceux des non-criminels. Mais l'évaluation précise de cette fréquence comparative est encore aujourd'hui insuffisamment déterminée, et la manière dont se grouperaient ces caractères dégénératifs, afin de pouvoir, dans leur ensemble, causer le crime ou dénoter une prédisposition naturelle au crime, ne paraît pas encore établie par une loi invariable.

Tout ordre d'anomalies somatiques, qu'on a pu rencontrer plus souvent chez les criminels, ne possède jamais *par lui-même* la signification d'une cause matérielle de la délinquance, ni d'une prédisposition physique à la délinquance. Dans leur ensemble, elles indiquent seulement *κaθ' εχόχην* l'existence d'une dégradation de l'organisme, arrivée ou par l'arrêt de développement (faits ontogénétiques) ou par le retour à des atavismes régressifs (faits philogénétiques).

Mais la dégradation physique, qui est accusée par tous ces faits, ne peut, selon notre expérience, se trouver disjointe d'une dégradation morale. L'observation, par exemple, nous a enseigné qu'un cerveau sous-microcéphalique ne peut être bien apte à la fonction de concevoir ces principes, dont la présence dans l'entendement est une force, sans laquelle la vie morale ne peut exister. De même, nous avons appris qu'un crâne humain, qui rappelle dans sa structure beaucoup de formes animales, s'approche davantage des formes ancestrales qu'un autre dans lequel ces dernières formes archaïques se sont effacées.

La dégradation morale, que la dégradation physique nous apprend, regarde exclusivement le fonctionnement *général* de la vie morale. Nous manquons des renseignements expérimentaux nous autorisant à établir, avec une méthode scientifique, soit avant, soit après la section du crâne, vers quelles *tendances déterminées* un individu est porté par la disposition réelle de sa structure.

§ 2. Étudier le criminel plutôt que le crime est le véritable esprit de la criminologie moderne. Nous avons vécu près des criminels, dans les prisons de plusieurs villes italiennes, tout le temps qu'on nous l'a permis. Pendant plusieurs années, nous avons rédigé des observations anamnestiques de ce qui a rapport au passé des criminels. Mais nous nous sommes surtout occupé des criminels pour lesquels on pouvait, d'après la physionomie de leur crime, prévoir que la criminologie les appellerait des criminels par instinct. Toutes les fois que nous en avons eu l'occasion, nous n'avons pas omis d'interroger les réminiscences des parents, des tuteurs, des amis, des maîtres, des nourrices, des médecins, qui pouvaient témoigner de l'enfance et de la jeunesse de nos criminels.

Cent vingt-trois de ces nombreuses tables anamnestiques nous semblent surtout rédigées avec une richesse, une exactitude et une minutie de renseignements historiques de nature à nous faire vraiment croire que toutes les recherches les plus soigneuses sur ce point sont épuisées. Ces tables se rapportent à des condamnés par suite de délits très graves effectués à l'aide de moyens destructifs soit contre les personnes, soit contre les personnes et les propriétés, soit contre les propriétés. Le sexe, l'âge, l'origine, l'état civil, la profession, les conditions économiques, la religion, la culture intellectuelle des criminels varient beaucoup dans nos observations. Plus nous avons considéré toutes ces descriptions du passé de ces criminels, et plus nous nous sommes senti invité à formuler cette intéressante conclusion scientifique : *qu'il y a une espèce de manque d'aptitude à l'éducation dans l'enfance qui est la prédisposition naturelle aux crimes de la jeunesse et de la virilité.* Nous avons déjà rencontré des occasions de baser sur elle une véritable prognose scientifique, ce qui a confirmé la vérité de cette doctrine expérimentale.

Une observation méthodique nous ayant révélé chez 17 enfants cette inaptitude toute spéciale à l'éducation, nous avons prévu avec assurance que c'étaient de futurs criminels, ce qu'ils sont devenus effectivement dans leur jeunesse, contrairement à l'attente d'un grand nombre de savants, qui s'obstinaient à croire qu'il y avait seulement un retard dans la réussite de l'éducation de ces enfants, et conseillaient tout au plus, mais vainement, de les assujétir à des procédés pédagogiques mieux appropriés. En se conformant à cette manière de voir, la nouvelle criminologie, pour résoudre la grande question de la prédisposition naturelle au crime, doit peut-être demander les critériums expérimentaux à la *biologie pédagogique*. Je regrette que le *Bureau général de la statistique criminelle italienne* n'ait pu répondre, faute de renseignements officiels, à cette question très avantageuse pour mon étude: *Combien d'enfants et de jeunes gens jadis accueillis dans les maisons correctionnelles publiques sont devenus ensuite des adultes condamnés?* et aussi à l'autre: *Combien d'adultes condamnés avaient été des jeunes gens jadis accueillis dans quelques-unes des maisons correctionnelles publiques?*

§ 3. Notre civilisation moderne excède la capacité naturelle de nombreux individus qui vivent au milieu de nos populations. Dans sa règle générale, la civilisation moderne représente le dernier effort des individus les mieux perfectionnés. Bien des personnes qui chez nous ont été regardées juridiquement comme des criminels auraient été estimées comme des gens honnêtes, si elles avaient été destinées à vivre dans des conditions sociales plus semblables aux conditions primitives des origines de la civilisation, ou du moins à celles de tant de peuplades encore actuellement à demi civilisées, et à celles des peuples jadis barbares de l'Europe. Chez quelques individus moins perfectionnés, dans l'état de maladie, la prédisposition naturelle au crime peut exister, mais à l'état de maladie seulement dans un sens relatif, c'est-à-dire, relatif à ce degré de l'évolution sociale, qui a été obtenu par la majorité de ceux qui vivent avec eux, et dont l'expression est définie par l'ensemble des lois en vigueur. Car, avec quelques-unes des exigences de la civilisation moderne, une minorité, heureusement bien peu nombreuse du peuple, peut se trouver constituée *naturellement* en désharmonie constante, à cause de la pauvreté de son *pouvoir physique* à s'y adapter.

Chaque gouvernement politique n'est qu'un vaste organisme pour l'éducation sociale de tous les citoyens. Cependant il y a des citoyens, qui, en vertu d'une opposition instinctive et invincible toute spéciale, arrivent à se soustraire, du moins en partie, à toute possibilité d'être modifiés, comme il le faudrait, par l'efficacité adaptatrice du gouvernement politique.

De là la criminalité instinctive, par laquelle l'ordre social reste toujours exposé à être troublé gravement, sans que les criminels aient la conscience du mal social qu'ils commettent, en commettant leurs délits. En donnant le libre cours à leurs instincts, ces criminels ont seulement la conscience du bien qui en dérive pour leurs individualités. Le bien ainsi que le mal, que leurs actes causent à la société échappe parfaitement à leur sens intérieur.

La famille doit être envisagée comme la société générale en abrégé. Son évolution historique tient toujours à l'évolution historique de la société générale. Il y a une loi, très souvent écrite, à laquelle est recommandée la conservation du bon ordre de la société générale. De même, il y a une loi traditionnelle, à laquelle est recommandée la conservation du bon ordre de la famille. La loi de la société générale est en partie la suite de la loi de la famille. La loi de la famille sert à procurer l'adaptation régulière de l'individu à la loi sociale. On a pu reconnaître expérimentalement, que chez tous les peuples il y a quelques individus, très peu nombreux, qui présentent une *résistance instinctive invincible* à la loi de la famille.

Cette répugnance obstinée se révèle chez eux très clairement dès leur enfance. Ce sont les individus que la pratique démontre rebelles à l'éducation, du moins en partie, aussi bien par la famille que par l'État, quand ce dernier s'en est chargé au lieu de la famille. L'adaptation initiale à la loi sociale, sur laquelle doivent se fonder toutes les tentatives d'adaptations ultérieures, vient à manquer nécessairement, du moins en partie, à ces individus, dans leur premier âge.

En quoi donc consiste cette impossibilité partielle d'éducation de l'individu, considérée biologiquement de la part de l'élève et des maîtres, placés dans l'échange mutuel de leurs rapports pédagogiques? Elle semble consister dans l'impossibilité physique de soumettre quelques-uns des centres nerveux principaux de l'élève à contracter l'habitude de s'accommoder dans leur structure, de manière qu'ils puissent exécuter et reprendre *facile, plene, tuto et jucunde,* tous les mouvements moléculaires, qui doivent exécuter les répétitions provoquées des actes réalisant l'obéissance à la loi domestique, ainsi que cette provocation devrait s'effectuer par l'emploi des procédés pédagogiques habituels.

Cette impuissance d'inaccommodation de ces centres nerveux engendre chez l'élève, en présence des objets éducatifs, un défaut total des impressions nécessaires afin que la vie morale de l'individu corresponde à celle de la société. A la suite de ce défaut, toute l'idéation, qui amène nécessairement au même but, peut ou manquer complètement chez l'élève, sans substitution possible, ou ne pas s'effectuer avec spontanéité dans son intelligence.

Il pourrait y avoir des idées morales principales, tout à fait importées, qui vont et viennent sans réussir à jamais lui permettre la formation d'un véritable caractère éthique. Il y a plutôt dans leur mémoire très fréquemment des mots avec lesquels nos idées morales principales sont exprimées que dans leur intelligence des concepts moraux identiques aux nôtres, c'est-à-dire pourvus du même contenu cogitatif. Et ces idées même, si elles y existent matériellement, resteront toujours comme inertes dans leurs esprits, par rapport à la production de la civilisation.

Le sentiment de ces individus ne reste pas seulement tout à fait fermé à l'action civilisatrice que les objets éducatifs communs exercent avec abondance sur tous ceux qui vivent avec eux, mais encore il reste toujours très contrarié par leur présence obligatoire. Ils les repoussent constamment avec grand effort, comme des centres d'énergies, que les éducateurs dirigent sur leur nature morale, pour empêcher qu'elle se développe librement en antagonisme avec la société. Plus ces objets sont repoussés, et plus les éducateurs sont *incités* à les vouloir maintenir devant ces élèves décourageants.

De là cet abandon inopiné de la maison de ceux qui les élèvent, abandon que ces élèves exécutent si souvent soudainement, en dehors de toute suggestion, sans la conscience préalable des conséquences ou presque sans elle. Ils abandonnent la maison paternelle ou celle des tuteurs, et se lancent d'ordinaire à la campagne, obéissant au besoin instinctif très vivace de rencontrer un [illegible] vie morale tout à fait libre. Peut-être c'est à cause du trop de ressemblance de la *maison correctionnelle*, surtout par son ordre de la vie morale, avec la maison paternelle, que ces jeunes gens, vicieux par instinct, haïssent de la même haine ces établissements malgré la douceur relative de leurs règlements. Et c'est pour cela qu'ils emploient irrésistiblement les moyens les plus incroyables et les plus dangereux, pour tôt ou tard s'en enfuir.

Les savants pénologues, qui ont proposé de remplacer l'assemblage des jeunes garçons indisciplinables dans les *maisons correctionnelles* par leur distribution sagace chez des tuteurs ruraux, ont eu égard certainement eux aussi à ce besoin très puissant de vivre en liberté qui travaille instinctivement beaucoup des enfants à corriger. Toute la conduite de ces bons campagnards (à qui la tradition domestique enseignera un nouvel art correctionnel), étant plus simple et par conséquent plus exempte de limitations morales, semble pouvoir mieux satisfaire au désir instinctif de liberté qui hante les jeunes hommes ingouvernables de la ville chez eux, comme dans l'établissement correctionnel.

Donc, l'inaptitude à l'éducation par défaut naturel irrémédiable et l'inaptitude physiologique consécutive de la spontanéité personnelle aux lois sociales qu'on observe, quoique partielle, heureusement, dans très peu d'enfants, quels que soient les procédés pédagogiques auxquels on les assujettit, constituent leur triste prédisposition naturelle au crime. Ainsi une véritable divination scientifique par synthèse très rapide a été quelquefois exprimée par les mots dont abusent si souvent des pères et des mères : *Ce fils est né pour la guillotine.*

ROMÉO TAVERNI.

II

La question ainsi posée (de l'enfance des criminels considérée dans ses rapports avec la prédisposition naturelle au crime) semble admettre comme fait acquis *la prédisposition naturelle au crime;* c'est là, sans doute, une assertion soutenue par des criminalistes éminents mais qu'une observation attentive ne vient pas, à notre avis, confirmer.

D'ailleurs, l'opinion qui attribue à la plupart des criminels une origine ancestrale, qui considère le criminel-né comme un sauvage survivant au milieu de la civilisation actuelle, qui le compare à l'enfant si bien que la criminalité ne serait qu'une enfance prolongée, cette opinion a déjà trouvé de nombreux contradicteurs [1].

Dans des publications récentes on s'est élevé surtout contre l'intervention de l'atavisme dans la criminalité, tout en rendant un hommage mérité à l'œuvre considérable de savants distingués, notamment du docteur Lombroso [2].

(1) Tarde. — *La criminalité comparée*, Paris 1886.
Topinard. — *L'anthropologie criminelle*. — *Revue d'anthropologie*, n° 6, novembre 1887.
Ch. Féré. — *Dégénérescence et criminalité*. Paris, 1888.
H. Joly. — *Le crime*. Étude sociale. Paris, 1888.
(2) C. Lombroso. — *L'homme criminel*, 1887.

En ce qui concerne l'enfance, peut-on dire que les formes primordiales du crime, que les germes du crime sont des attributs naturels? En d'autres termes que l'enfant est prédisposé naturellement au crime, qu'il représenterait un homme privé de sens moral? C'est là pensons-nous une interprétation erronée des phénomènes observés.

Au moment de sa naissance et pendant quelques jours, l'enfant ne jouit que d'une vie végétative. A son entrée dans le nouveau milieu où il doit vivre, il se trouve subitement en conflit avec les éléments qui affectent son organisme et provoquent des réactions bruyantes; celles-ci sont l'expression instinctive des émotions. Tous les actes, en effet, qui se produisent dans les appareils respiratoire, circulatoire, digestif, etc., sont surtout d'ordre réflexe et ne demandent que l'intervention du mésocéphale: le bulbe, la protubérance suffisent à leur accomplissement.

Bientôt après commencent les acquisitions du nouvel être et le champ fonctionnel de l'encéphale s'agrandit. Les portes s'ouvrent au monde extérieur: la vue, l'ouïe, le goût, l'odorat, des sensations plus nettes dans la périphérie du corps permettent des rapports plus intimes, plus complets avec les modificateurs du dehors. Ces opérations nouvelles mettent en jeu cette vaste région située en arrière de la pariétale ascendante, région dans laquelle, la physiologie expérimentale et l'anatomie pathologique l'ont démontré, résident les centres encéphaliques sensitifs ou perceptifs. C'est là le substratum organique de nos souvenirs; c'est dans ces différents centres que se trouvent déposées les images mnémoniques de toutes nos impressions sensorielles, et c'est là que les centres d'idéation viennent puiser les matériaux nécessaires à l'élaboration intellectuelle, à la formation des idées; ces images passent en avant dans la région frontale, deviennent les schémas, les signes représentatifs de la pensée et fournissent les éléments de nos déterminations.

Les beaux travaux de Meynert sur la structure du cerveau, le système de fibres d'association et de projection qu'il a fait connaître, rendent compte de cette évolution fonctionnelle. Si rien d'anormal n'intervient, si aucun des rouages du mécanisme cérébral n'est lésé, à l'activité sensorimotrice des premiers temps, l'intervention des centres modérateurs substitue l'activité idéomotrice qui sous l'influence de l'attention, basée sur l'expérience, donne lieu aux actes volitionnels raisonnés.

De très bonne heure, en effet, dès que l'enfant commence à acquérir le contrôle distinct de ses mains, se produisent des phénomènes d'attention, des conflits de motifs agréables ou douloureux qui président déjà aux actes volitionnels. Une figure schématique du traité de psychiatrie de Meynert [1] montre bien la succession des phénomènes dans une de ces opérations mentales simples: l'image de la flamme d'une bougie, déposée par l'appareil de la vision dans le centre cortical postérieur, transmet sa représentation dans la région frontale et provoque immédiatement un mouvement volontaire du bras vers l'objet brillant; l'impression douloureuse, à son tour, suivant un trajet analogue, actionne en sens inverse la région psycho-motrice; un mouvement de recul s'effectue, les deux sensations agréables et douloureuses sont enre-

[1] Meynert. — *Psychiatrie : Clinique des maladies du cerveau antérieur*. Traduction du Dr G. Cousot. Bruxelles, 1888, p. 168.

gistrées, comparées et à partir de ce moment, la flamme est regardée, mais non touchée. C'est par des expériences successives, que se fait l'éducation des centres modérateurs, que dans la conscience se développe l'attention et que les actes volitionnels des enfants perdent peu à peu leurs apparences impulsives pour acquérir l'aspect de la délibération.

De la vie végétative (réflexe simple) l'enfant passe donc à la vie instinctive (activité sensorimotrice) puis à la vie intellectuelle (activité idéomotrice), mais il faut le remarquer ce ne sont pas trois états différents, ce sont trois étapes dans l'évolution d'une seule et même fonction.

Les divers modes d'activité cérébrale (sentiments, volonté, attention, mémoire, jugement, raisonnement, etc.), qui constituent les facultés des psychologues, se développent, se perfectionnent successivement par le concours harmonieux de toutes les parties de l'encéphale; l'évolution progressive des facultés mentales aboutit à cet état de conscience qui nous permet de discerner le vrai du faux, le bien du mal, à ce témoignage secret de l'âme qui donne l'approbation aux actions bonnes, et fait reproche des mauvaises, et qui est en définitive la caractéristique du sens moral.

L'individu normal n'est pas prédisposé naturellement au crime, S'il devient criminel, criminel d'occasion aussi bien que criminel d'habitude, il le devient sous l'influence d'une passion ou d'une éducation vicieuse; cette influence de l'éducation est très accusée chez l'enfant et elle prend une importance exceptionnelle dans cette catégorie de petits malheureux que M. Théophile Roussel a si bien fait connaître dans son enquête et son remarquable rapport au Sénat sur la protection des enfants abandonnés, délaissés ou maltraités et sur la protection de l'enfance [1]. Parmi ces infortunés beaucoup non seulement subissent l'influence d'un milieu et d'exemples déplorables, mais encore, ils apportent en eux-mêmes par le fait de l'hérédité nerveuse ou vésanique ou de l'alcoolisme des ascendants, non pas une prédisposition naturelle aux actes délictueux, mais bien une tare pathologique, une dégénérescence qui porte le trouble dans les fonctions cérébrales. Tantôt, en effet, les centres modérateurs sont impuissants à réprimer des appétits et des instincts suscités maladivement par des centres en état d'éréthisme, tantôt au contraire, les centres modérateurs, déséquilibrés eux-mêmes, n'apportent plus la pondération habituelle qui règle, à l'état normal, les phénomènes instinctifs.

Mais c'est là un état pathologique et l'étude de ces dégénérés, de ces malades, est exclusivement du ressort de la clinique. Ainsi posée, la question dégagée de toute préoccupation théorique gagne en précision, en certitude; tout se réduit à une question de diagnostic.

Que ces individus aient commis des actes délictueux, des crimes, peu importe; l'examen pour le médecin reste le même, il va au delà de l'acte incriminé, l'enquête embrasse toute la vie du sujet, ses antécédents, ses troubles physiques aussi bien que les modifications intellectuelles, morales et affectives qui se sont produites. Cette analyse détaillée, cette recherche attentive du

[1] Théophile Roussel. — Rapport fait au nom de la commission chargée d'examiner : 1° la proposition de loi ayant pour objet la protection des enfants abandonnés, délaissés ou maltraités; 2° le projet de loi sur la protection de l'enfance. Sénat, session 1882, n° 451, rapport t. I, annexe t. II et III.

passé éclaire le présent et fournit presque toujours les meilleurs éléments d'appréciation pour asseoir son jugement.

Les héréditaires dégénérés naissent avec la marque de leur origine : ces stigmates physiques sont bien connus, nous n'y insisterons pas ; ce ne sont d'ailleurs que des symptômes d'importance secondaire. Une étude plus utile est celle des anomalies du développement cérébral. Suivant le siège et la généralisation des lésions, suivant la localisation des troubles fonctionnels, ces types cliniques observés sont très variables. Mais malgré leur diversité, des transitions insensibles conduisent d'une extrémité de l'échelle à l'autre, de l'idiot complètement dégradé au dégénéré supérieur, intelligent mais déséquilibré. Nous n'avons ici que peu de chose à dire de l'idiot qui relégué dans la moelle, dans le mésocéphale ou dans le cerveau postérieur, vit d'une façon tantôt purement végétative, tantôt uniquement instinctive; les excitations périphériques provoquent des réflexes médullaires ou cérébraux, mais ce ne sont que des réflexes simples et les centres modérateurs n'interviennent jamais. Dès que la région frontale devient libre, le sujet commence à pénétrer dans le domaine de l'idéation, du contrôle; il cesse alors d'être idiot et s'élève à la dignité d'imbécile. La localisation des lésions à tel ou tel centre perceptif, à une étendue plus ou moins grande de la région antérieure nous explique que telle ou telle faculté ait survécu au naufrage et qu'il existe des *génies partiels*, des *idiots savants*. Chez les débiles, les déséquilibrés, où se recrutent ceux des délinquants dont l'étude revient à la pathologie mentale, ce ne sont plus des lésions anatomiques grossières, mais bien des troubles fonctionnels qui tiennent sous leur dépendance les modifications de l'activité de l'axe cérébro-spinal. Ce qui prédomine chez eux c'est la désharmonie et le défaut d'équilibre non seulement entre les facultés mentales, les opérations intellectuelles proprennent dites d'une part, les sentiments et les penchants d'autre part, mais encore la désharmonie des facultés intellectuelles entre elles, le défaut d'équilibre du moral et du caractère. Un héréditaire peut être un savant, un magistrat distingué, un mathématicien éminent, un politicien sagace, un administrateur habile, et présenter, au point de vue moral, des défectuosités profondes, des bizarreries étranges, des écarts de conduite surprenants, et comme le côté moral, les sentiments et les penchants sont la base de nos déterminations, il s'ensuit que les facultés brillantes sont mises au service d'une mauvaise cause, c'est-à-dire d'instincts, d'appétits, de sentiments maladifs qui, grâce aux défaillances de la volonté, poussent aux actes les plus extravagants et parfois les plus dangereux. Le fonctionnement anormal des centres cérébraux et spinaux chez ces malades donne lieu à des troubles fonctionnels très curieux, qui en sont les stigmates psychiques. Ces syndromes épisodiques, manifestation extrême de la déséquilibration, mettent bien en lumière, par leur exagération même, le mécanisme psychique faussé qui se retrouve aussi, mais moins accusé, chez les dégénérés dont nous nous occupons actuellement : qu'il s'agisse, en effet, d'un homme tourmenté par le besoin de prononcer certains mots, grossiers ou non, peu importe, et qui, conscient de la bizarrerie de son acte, ne peut l'empêcher et projette au dehors le mot, l'image tonale qui obsède son centre cortical; qu'il s'agisse d'un déséquilibré qui projette au dehors, non plus un mot, mais un choc et qui se sent poussé à porter un coup violent à un passant inoffensif; qu'il s'agisse, enfin, d'un malade que la recherche d'un mot angoisse, tourmente jusqu'à ce qu'il ait procuré à son centre cortical l'image tonale désirée, ou du dipsomane attristé, exaspéré tant qu'il ne peut satisfaire le besoin impérieux de [illegible], ce sont là des phénomènes de même nature. Dans tous, un conflit s'élève entre le cerveau postérieur dont tel centre est en état d'éréthisme et les centres modérateurs : cette lutte s'accompagne d'une angoisse caractéristique. Ces faits où se montre si nettement l'impulsion maladive du dégénéré syndromique ont des analogues chez ces dégénérés que certains actes ont fait désigner du nom de criminels; mais tandis que précédemment les centres modérateurs, malgré leur énergie amoindrie, pouvaient, pendant un temps, faire contrepoids à l'impulsion elle-même anormalement intense, chez le criminel dégénéré, au contraire, ces centres sont à peine représentés : il n'y a plus lutte, et des impulsions mêmes faibles entraînent le malade sans que la région antérieure proteste; [illegible] le règne, sans contrepoids, des instincts. En résumé, les nuances infinies, sous lesquelles se présente l'état mental des héréditaires dégénérés, quelque variées qu'elles puissent paraître, se rattachent aisément aux modalités suivantes :

A. Prédominance des facultés intellectuelles, état moral défectueux, dégénérés criminels.

B. Pondération régulière de l'état moral, nullité des aptitudes et des facultés intellectuelles proprement dites.

C. Équilibration apparente des facultés, mais défectuosités saillantes se manifestant à l'usage (application, effort, émotivité).

Étant donnée cette conception des dégénérés, il n'y a pas lieu de s'étonner de voir leurs anomalies cérébrales se manifester dès l'enfance; ce sont des tares originelles qui se montrent aussitôt que s'éveille la vie psychique. Dès l'âge de 4 ou 5 ans, avant même qu'une éducation vicieuse ait eu le temps de les influencer et de les modifier, ces jeunes sujets peuvent présenter des obsessions, des impulsions, des phénomènes d'arrêt, des anomalies intellectuelles et morales, des étrangetés qui les distinguent et qui les rangent, sans conteste, dans une classe à part. Tel est le cas du professeur de faculté atteint d'inversion du sens génital, qui dès l'âge de cinq ans présenta comme stigmate psychique un entraînement inexplicable au vol; à six ans une voluptueuse curiosité pour les nudités masculines, un attrait irrésistible pour les garçons. Un autre, atteint d'anomalie sexuelle, était dès l'âge de six ans obsédé par les clous de souliers de femmes [1].

Quant aux exemples d'instincts pervers, d'impulsions cruelles, de sévices envers les animaux, ils sont nombreux chez les enfants et nous aurons à en citer de caractéristiques. Mais ce qu'il importe de faire remarquer, c'est que ces anomalies étranges ne se rencontrent que sur un terrain spécial, profondément touché par des lésions cérébrales graves ou complètement déséquilibré par des troubles fonctionnels provoquant dans certains centres une

[1] 1° Charcot et Magnan. — *Inversion du sens génital et autres perversions sexuelles*. Arch. de Neur. N° 7 et 12, 1882.

Magnan. — *Des anomalies, des aberrations, des perversions sexuelles*. Communication à l'Académie de médecine, annales méd. psych., 7° série, 1er mai 1886.

grande excitation et, dans d'autres, une diminution de leur activité. Chez tous ces petits malades on rencontre une hérédité pathologique qui explique les troubles dont leur développement cérébral a été l'objet.

On pourrait, à l'appui de cet exposé, présenter de très nombreux exemples puisés soit dans la clinique journalière, soit dans les auteurs[1], mais il nous suffira de donner le résumé de quelques faits plus saillants, dans lesquels les perversions morales et affectives se montrent avec une intensité exceptionnelle. Pour quelques-uns de ces faits, il est remarquable qu'en face de ces monstruosités morales, on ne trouve que des modifications presque imperceptibles dans la forme extérieure du corps et parfois même aucune trace de stigmates physiques.

D'ailleurs les observations où l'on verra le terrain pathologique se révéler dès l'enfance par l'éclosion de perversions instinctives, d'anomalies du caractère et des sentiments affectifs, se montreront plus nombreuses à mesure qu'on cherchera davantage à saisir, dès le début de la vie psychique, les traces d'anomalies cérébrales qui ne conduisent parfois le malade devant le médecin qu'à un âge avancé. L'histoire de l'enfance du dégénéré adulte nous montrera les signes évidents d'une organisation mentale défectueuse dès les premières années, et nous saurons d'autre part, en présence d'enfants dégénérés, quelle signification attacher aux manifestations précoces de l'hérédité morbide.

Voici le résumé de quelques faits pris parmi les nombreux exemples que nous avons eu l'occasion d'observer dans notre service du bureau d'admission des aliénés de la Seine :

L'observation suivante est celle d'une fille de 12 ans, sans stigmate physique de dégénérescence. Marguerite V... possède une physionomie fort intelligente. Très coquette, très vaniteuse, très turbulente, elle est d'humeur très variable. Ses colères sont violentes; elle brise tout, frappe sa mère, vole et pousse son frère à voler. Elle mord son petit frère sans motifs, se met une épingle entre les dents et l'invite à venir l'embrasser. Sa mémoire est bonne. Ce sont les troubles sexuels qui dominent chez elle. Onanisme à partir de 4 ans. Onanisme buccal sur son frère, tentative de coït. Avec l'âge, ses habitudes de masturbation deviennent plus impérieuses; elle lutte avec sa mère quand celle-ci veut l'empêcher de s'y livrer. Rien ne peut contre l'irrésistibilité de ses impulsions à l'onanisme; elle déjoue toute surveillance, brise les liens, se sert de son talon, se frotte sur le bord d'une chaise. « Je voudrais bien ne plus le faire, dit-elle à sa mère, mais je ne peux m'en empêcher ». Tout traitement médical a été inutile, la clitoridectomie fut faite à l'âge de 11 ans et le pan-

[1] Saury. — *Étude clinique sur la folie héréditaire (les dégénérés)*. 1886.
Legrain. — *Du délire chez les dégénérés*. 1886.
Cullere. — *Nervosisme et nervosés*. 1887.
Blaise. — *Impulsions, amnésie, responsabilité chez les aliénés*. 1887.
Paul Moreau de Tours. — *La folie chez les enfants*. 1888.
Bernard Perez. — *Des trois premières années de l'enfant*. 1888.
Bernard Perez. — *L'enfant de 3 à 7 ans*. 1888.
Sérieux. — *Recherches cliniques sur les anomalies de l'instinct sexuel*. 1888.
Magnan. — *Étude clinique sur les impulsions et les actes des aliénés*. *Revue scientifique*, 20 février 1881.
Magnan. — *Leçons cliniques sur les maladies mentales*. 1887.

sement était à peine enlevé que les attouchements recommençaient et que l'internement de la malade devenait nécessaire.

Un jeune dégénéré de 11 ans et demi va nous montrer, poussés à un haut degré, les instincts les plus pervers (impulsions au vol, au suicide, à l'homicide).

Émile M... est né d'une mère déséquilibrée. Son grand oncle paternel s'est suicidé. Sa grand'mère a eu un accès de folie après ses couches. Sa sœur est hystérique. Son frère jumeau est très émotif, se masturbe et a des pertes de connaissance. Émile M... pleure et rit facilement; il a des accès de colère fréquents et très violents. Il a fait un grand nombre de tentatives de vols, dérobant de l'argent à son père, prenant tout ce qui lui tombe sous la main même sans idée de profit personnel, cachant dans les cendres du foyer les verres, le pain, le sucre, jetant à la rue, au cabinet les outils et les marchandises de son père pour le ruiner, dit-il. Il a tenté plusieurs fois d'empoisonner son père et avant de partir pour l'école il lui porte gai et souriant la tasse de café où il a déposé du phosphore. Un de ces empoisonnements faillit être mortel. Il a essayé de tuer son frère jumeau en plaçant un couteau dans la paillasse de son lit. Il s'est frappé lui-même d'un coup de couteau par dégoût de la vie à ce qu'il prétend. Il se livre à l'onanisme et s'est déjà grisé plusieurs fois.

Louise C. . . âgée de 9 ans est fille d'un père aliéné, en proie à une excitation génésique habituelle. Elle est d'une intelligence débile; les plus mauvais instincts se sont librement développés chez elle. Cependant remarquons encore qu'il n'existe pas chez elle de malformation, de stigmates physiques; elle a toujours été incapable d'attention, turbulente : on l'a renvoyée de plusieurs écoles. Des tendances au vol se sont montrées dès l'âge de 3 ans : elle ramassait tout ce qu'elle trouvait, prenait de l'argent à sa mère, volait aux étalages. A 5 ans, elle est arrêtée par un agent et conduite au Dépôt après une résistance violente. Elle aime à vagabonder, crie sans raison, jette ses chaussons, sa poupée dans les cabinets, sans motifs, retrousse ses jupons dans la rue. Excitation génitale très grande. Elle se masturbe depuis l'âge de 6 ans, onanisme buccal sur son jeune frère. A l'asile, attouchements réciproques. Onanisme en public. Elle se laisse introduire un barreau de chaise dans le rectum par une autre petite malade. La mémoire est faible, l'intelligence peu développée. Elle sait lire et écrire, mais ignore le calcul.

Voici encore une autre jeune dégénérée qui nous offre réunies un grand nombre de perversions morales : chez elle les facultés intellectuelles ont été moins profondément touchées.

Augustine L. . . âgée de 14 ans est entrée à Sainte-Anne à 10 ans. Son père a fait des excès vénériens. Sa mère est hystérique. Son grand'père était absinthique, épileptique, aliéné. Une grand'tante était alcoolique. Un arrière-grand'père a eu du délire alcoolique. La physionomie est agréable malgré un faux trait de la vue et une légère asymétrie faciale. Anesthésie généralisée. Crises hystériques. L. . . n'est pas réglée, elle est déflorée. Dès l'âge de 3 ans se manifestent des habitudes de vol et d'onanisme qui vont en augmentant avec l'âge. Elle se livre à des attouchements réciproques avec ses frères et sœurs et d'autres malades : elle introduit un barreau de chaise dans les orifices vulvaire et anal de la petite C. . . Elle vagabonde avec des jeunes gens qu'elle provoque. D'humeur inégale, tantôt elle travaille avec facilité, tantôt elle est incapable d'attention : elle a des alternatives d'excitation et de dépression. Instable, colère, paresseuse, menteuse à un degré extrême, voleuse; tourmentée par des préoccupations sexuelles, complètement dénuée de sens moral, sans pudeur ni pitié, ni affection, elle n'est cependant pas inintelligente, bien que la mémoire soit peu exercée. Elle est bonne ouvrière. Son frère a dû être interné vers l'âge de 7 ans. Épileptique, incendiaire il est obsédé par des idées de suicide et d'homicide. Une sœur de 11 ans est hémiplégique, méchante.

Georgette J... âgée de 12 ans est un type de folie morale avec perversions instinctives multiples; perversions sexuelles, idées de suicide et d'homicide; vol, tendance à boire. La physionomie est agréable, sans aucun stigmate physique qui puisse faire penser à une dégénérée. Il y a un contraste singulier entre l'état physique très régulier et l'état moral qui présente, lui, les difformités les plus invraisemblables. Indisciplinée à l'école, elle a pu à peine apprendre à lire et à écrire. Elle se livrait à l'onanisme réciproque avec ses camarades. Ses pratiques ont commencé à l'âge de 5 ans et à sa sortie de pension elle s'onanisait plus de trente fois par jour dit sa mère. Elle racole des individus et se livre sur eux à l'onanisme avec la main ou avec la bouche. Elle leur donne de l'argent, se prête à toutes leurs fantaisies (tentatives de coït et de sodomie). Elle rentre à la maison avec des taches de sperme sur ses vêtements et explique leur présence en disant qu'un homme lui a uriné dans la bouche. Sans souci de sa propre personne, menteuse, elle a montré des idées de suicide, boit de l'urine, s'onanise avec des côtelettes qu'elle mange ensuite. Sa mère n'est pas à l'abri de sa lubricité : elle lui demande de partager son lit, lui propose de lui pratiquer l'onanisme buccal. Elle profite d'un état syncopal dans lequel celle-ci se trouve pour lui porter la main aux parties en s'onanisant elle-même.

Le père était un ivrogne, violent. La mère est faible d'esprit et strabique.

Chez une petite malade de 11 ans nous trouvons encore le cortège de perversions que nous avons déjà si souvent rencontrées chez ces malheureuses victimes de l'hérédité pathologique :

Jeanne D... est fille d'un père débile, paresseux, alcoolique, syphilitique. Une cousine germaine est idiote. Elle a une certaine instruction, lit couramment, récite une fable et en comprend le sens, calcule assez bien. Elle est menteuse à l'excès, à propos de tout. Elle volait dès l'âge de 5 ans dans les bazars et à l'école. Elle a été arrêtée une fois. Elle se masturbe seule et en compagnie d'autres petites filles. Elle a débauché un garçon plus jeune qu'elle et s'est livrée avec lui à des attouchements réciproques. Une fois elle s'est mise sur le ventre, a relevé ses jupes et lui a dit d'uriner sur elle. Elle a eu des rapports, dans une rue, derrière une porte avec un homme qui lui donnait des rendez-vous : elle y prenait plaisir. Elle descendait dans une cave avec un homme de 45 ans qui pratiquait sur elle l'onanisme digital et buccal. Elle prenait de l'argent pour acheter du tabac à cet individu.

Nous pourrions citer beaucoup d'autres faits analogues, dans lesquels les stigmates physiques sont à peine ébauchés ou font complètement défaut, comme on pourra s'en assurer par les photographies qui seront présentées lors de la discussion sur cette question. Ces observations sont d'ailleurs assez nombreuses et tous les médecins ont eu l'occasion d'en constater; cette fréquence conduit naturellement à n'accorder qu'une importance secondaire à des signes inconstants, à l'aide desquels il paraît difficile de constituer un type. Ce n'est point par des caractères généraux contestables et encore incomplètement déterminés qu'on peut arriver à éclairer la conscience des magistrats; les questions de médecine légale réclament à notre sens moins d'incertitude et l'on ne peut arriver au degré de précision nécessaire que par un examen clinique complet, qui, pour chaque cas particulier, en permettant d'arriver à un diagnostic positif, répondra aux exigences que réclame l'enquête médico-légale.

Dr MAGNAN.

SIXIÈME QUESTION.

Organes et fonctions des sens chez les criminels.

MM. LES DOCTEURS FRIGERIO, D'ALEXANDRIE, ET OTTOLENGHI, DE TURIN,

RAPPORTEURS.

I. — L'OEIL DES CRIMINELS.

1° *La couleur de l'iris.* — J'ai examiné la couleur de l'iris de 700 personnes normales et de 1,500 criminels.

J'y ai rencontré une prédominence de l'iris châtain chez les criminels, une proportion considérable de l'iris bleu chez les violateurs, plus souvent que chez les hommes normaux, une remarquable asymétrie chromatique de l'iris, et plus souvent encore le polychromatisme.

2° *Sens chromatique.* — Le sens chromatique a été examiné chez 460 criminels avec la méthode d'Holingren. Je n'ai rencontré que 0.86 p. 100 de daltonisme, proportion très faible en comparaison des observations qu'on a déjà faites avec les Italiens qui ont donné de 1 à 3 p. 100 de dischromatopsie.

3° *Acuité visuelle.* — Les observations ont été faites avec la méthode de M. Snellen sur 100 criminels. Pour la réfraction, nous avons rencontré en prédominance l'emmétropie apparente.

Cette acuité visuelle est beaucoup plus développée que celle des autres Italiens examinés dans les mêmes conditions.

II. — LE SQUELETTE ET LA FORME DU NEZ CHEZ LES CRIMINELS.

Mes observations sur le squelette ont été faites sur 609 crânes parmi lesquels 397 avaient appartenu à des hommes normaux, 129 à des criminels (dont 75 femmes et 54 hommes), 50 provenant de personnes aliénées (presque toutes maniaques), 13 d'épileptiques, et 20 de crétins.

Le nez sur le vivant a été étudié chez 830 normaux et 392 criminels (parmi eux 193 étaient des voleurs, 37 des escrocs, 28 des voleurs de grands chemins, 40 des meurtriers, 22 des violateurs, j'ai examiné encore 60 aliénés, 40 épileptiques et 10 crétins.

Dans les observations faites sur des squelettes, j'ai rencontré aussi souvent l'anomalie de l'échancrure nasale qui nous fournit un nouveau caractère anormal, atavique, de l'homme criminel; nous pouvons y joindre la fréquente irrégularité de l'ouverture nasale, l'osynchie, la déviation des os nasaux.

Sur le vivant, j'ai constaté en prédominance parmi les criminels, un nez rectiligne ou onduleux, de longueur moyenne, plutôt large, très peu protubérant, très souvent écarté.

Le voleur a très souvent le nez creusé, pas gros, court, large, écrasé, devié; les assassins présentent plutôt un nez rectiligne, gros, souvent long, excessivement large, presque toujours protubérant et écarté.

III. — L'odorat chez les criminels.

J'ai examiné 80 criminels (50 hommes et 30 femmes) et 50 personnes normales : 30 hommes, la plupart parmi les gardes de prison, et 20 femmes de culture moyenne.

J'ai composé, dans ce but, un osmomètre fait par douze solutions aqueuses d'essence de giroflée dans un ordre croissant de concentration de 1/50,000 à 1/100 contenues en quantités égales (50 centimètres cubes) dans des flacons bouchés à l'émeri.

En me bornant à donner les conclusions, voici ce qu'on a rencontré :

1° Odorat inférieur chez les criminels par rapport aux personnes normales;

2° Un peu moins d'odorat chez les femmes que chez les hommes;

3° Odorat plus faible chez les femmes criminelles que chez les femmes normales;

4° Quelquefois cécité olfactive chez les criminels.

Acuité olfactive.	Individus examinés.		Nombres des sujets examinés.	Degré au point de vue de la sensation spécifique olfactive.	Erreurs de dispositions.		
					dans l'espèce.	graves.	légères.
Moyenne.	Hommes	normaux..	30	4°	3	1	2
		criminels..	50 { 44 / 6	5° / 0°	5	2	3
	Femmes	normales..	20	3°	4	2	2
		criminelles.	30 { 28 / 2	6° / 0°	5	3	2
Minima..	Hommes	normaux..	30	10° (1 fois).	7	3 (6 fois).	4
		criminels..	50	6° (6 fois).	10	6 (10 fois).	4
	Femmes	normales..	20	9° (1 fois).	8	5 (6 fois).	3
		criminelles.	30	0° (2 fois).	12	12 (2 fois).	3
Maxima..	Hommes	normaux..	30	1° (4 fois).	1	0 (12 fois).	0
		criminels..	50	2° (1 fois).	3	0 (3 fois).	1
	Femmes	normales..	20	1° (5 fois).	1	0 (3 fois).	0
		criminelles.	30	1° (1 fois).	2	1 (4 fois).	1

IV. — Le goût chez les criminels.

J'ai examiné 60 criminels nés, 20 criminels d'occasion, 20 hommes normaux de classe inférieure, 50 professeurs et étudiants, 20 femmes normales de moyenne culture intellectuelle, et 20 femmes criminelles, toutes entre 20 et 50 années.

Les observations ont été faites sur le goût amer, le goût doux, et le goût salé, avec solution très délicate et graduée de strychnine (depuis 1/800,000), de saccharine (depuis 1/100,000), de chlorure de sodium (depuis 1/500).

	AMER.														
	1° GROUPE DE SOLUTIONS.					2° GROUPE DES SOLUTIONS.				3° GROUPE DES SOLUTIONS.					
	1.	2.	3.	4.	TOTAUX.	5.	6.	7.	TOTAUX.	8.	9.	10.	11.	TOTAUX.
	p. c.	p. c.	p. c.	p. c.	p. c.	p. c.	p. c.	p. c.	p. c.	p. c.	p. c.	p. c.	p. c.	p. c.
20 Délinquants nés	"	"	"	15	15	10	28,3	8,3	46,6	11,7	8,3	8,3	10	38,3
20 Délinquants d'occasion	"	"	"	5	5	20	35	10	65	15	10	5	"	30
20 Individns de basse classe	"	"	20	5	25	10	15	40	50	5	10	10	"	25
50 Professeurs	8	12	20	14	54	18	10	4	32	10	"	2	2	14
20 Femmes crimnelles	"	"	"	15	15	25	15	25	65	5	15	"	"	20
20 Femmes normales	"	20	"	30	50	10	20	10	40	"	5	5	"	10

	DOUX												
	1° GROUPE DES SOLUTIONS.			2° GROUPE DES SOLUTIONS.				3° GROUPE DES SOLUTIONS.				
	1.	2.	TOTAUX.	3.	4.	5.	TOTAUX.	6.	7.	8.	9.	TOTAUX.
	p. c.	p. c.	p. c.	p. c.	p. c.	p. c.	p. c.	p. c.	p. c.	p. c.	p. c.	p. c.
53 Délinquants nés	1,8	9,4	11,2	20,7	15,09	18,8	53,59	"	10,4	9,6	15,09	35,09
20 Délinquants d'occasion	5	30	35	30	25	10	65	"	"	"	"	"
20 Individus de basse classe	10	15	25	25	15	20	60	5	10	"	"	15
50 Professeurs	25	45	70	25	"	"	25	5	"	"	"	5
20 Femmes criminelles	25	5	30	40	10	5	55	15	"	"	"	15
20 Femmes normales	45	35	80	15	"	5	20	"	"	"	"	"

	SALÉ.											
	1° GROUPE DES SOLUTIONS.			2° GROUPE DES SOLUTIONS.				3° GROUPES DES SOLUTIONS.				
	1.	2.	TOTAUX.	3.	4.	5.	TOTAUX.	6.	7.	8.	9.	TOTAUX.
	p. c.	p. c.	p. c.	p. c.	p. c.	p. c.	p. c.	p. c.	p. c.	p. c.	p. c.	p. c.
55 Délinquants nés	7,2	9	16,2	12,7	14,5	20	47,20	5,4	12,7	1,8	16,3	36,2
20 Délinquants d'occasion	35	"	35	15	15	10	40	15	5	5	"	25
20 Individus de basse classe	30	10	40	25	15	15	55	5	"	"	"	5
50 Professeurs	40	40	80	10	5	5	20	"	"	"	"	"
20 Femmes criminelles	60	"	60	15	5	5	25	5	10	"	"	15
20 Femmes normales	90	"	90	5	5	"	10	"	"	"	"	"

Pour ne donner que les conclusions, on a trouvé :

1° Le goût moins développé chez les criminels que chez les personnes normales également de la classe supérieure;

2° Le goût moins développé chez les criminels nés que chez les criminels d'occasion;

3° Un peu moins de goût chez les femmes que chez les hommes;
4° Le goût chez les femmes criminelles inférieur à celui des femmes normales, mais plus délicat que chez les hommes criminels;
5° Plusieurs cas de cécité partielle de goût chez les hommes criminels.

FRIGERIO.

V. — Du sens de l'ouïe chez les criminels.

Pas un des organes des sens, nous l'assurons d'avance, ne parvient à un degré de perfection égal à celui de l'ouïe chez les criminels. Cette conviction, nous l'avons acquise, autant de l'examen direct, que des renseignements donnés par les gardiens de la prison où nous avons relevé les chiffres que nous exposons dans la suite.

D'ailleurs, il est hors de doute que l'inertie à laquelle on oblige un certain sens aide plus complètement les fonctions des autres, et cela a été prouvé par des observations faites sur le sens du toucher des aveugles, et même sur l'ouïe chez les individus astreints au silence, tels que les détenus.

Pour la vérité de notre assertion nous disons que dans les prisons judiciaires, où l'isolement est plus rigoureux, les prisonniers réussissent, d'après des déclarations fournies par eux-mêmes, à établir un moyen sûr de communication, de telle manière qu'il pourrait rivaliser avec l'appareil télégraphique le plus parfait.

On sait en effet que nos prisons judiciaires sont bâties avec un système particulier de petites cellules divisées par un corridor où veille constamment un des gardiens. Or les détenus ne pouvant communiquer entre eux directement ont recours à l'expédient de frapper légèrement de la main sur la paroi, produisant un petit bruit réglé, qui va être répété par celui qui est renfermé dans la cellule voisine. De cette manière on continue successivement jusqu'à ce que la communication ait lieu entre les deux détenus qui se disposent à causer ensemble. Cela paraît incroyable, et nous ne l'aurions pas cru nous-mêmes si des personnages très dignes de foi, et qui se trouvent en contact continuel avec les criminels, ne l'eussent affirmé.

On nous assure que le même fait se produit dans les ateliers où les criminels travaillent.

Il arrive souvent qu'un détenu tout en continuant son ouvrage, et sans le quitter du regard, réussisse à se mettre en communication avec le camarade qui travaille du côté opposé de la grande chambre d'atelier à l'aide d'un certain jargon, et bien que le bruit soit le plus souvent étourdissant.

Cette espèce d'argot consiste, d'après une description faite par un ex-détenu, en une correspondance au moyen d'un coup pour la lettre A, de deux coups pour la lettre B, et ainsi successivement pour les autres lettres, excepté pour la lettre H, qui n'appartient pas à cet étrange langage.

Quelle finesse l'ouïe n'acquiert-elle pas! Cela est bien merveilleux, et bien que frisant l'invraisemblable, cela rend plus admissible ce que l'on nous affirme.

On nous assure que les détenus réussissent à distinguer avec une exactitude prodigieuse, même lorsqu'ils sont dans leurs cellules, le bruit causé par ceux qui passent de l'autre côté, dans le corridor d'où, par de petits vasistas ou guichets, ils peuvent être surveillés.

On doit observer que ceux qui sont chargés de cette surveillance chaussent une espèce de bas en drap, et que tout le pavé est couvert de nattes; toutefois le détenu sait distinguer même de loin si c'est le gardien chef ou le sous-chef qui passe.

Quoi qu'il en soit, et pour en venir aux recherches que nous avons faites, nous allons présenter les résultats que 280 détenus ont pu fournir.

Pour la plupart, nous avons constaté que l'ouïe se trouvait dans des conditions excellentes. Les yeux bandés, les détenus entendaient à la distance de 1 à 2 mètres le tic-tac du mouvement d'une montre, que nous éloignions ou que nous approchions selon le cas, ainsi que la vibration du diapason. Il en était de même lorsqu'on faisait tenir cette montre entre les dents ou en appliquant dessus le même diapason.

Chez trois criminels nous avons constaté la destruction de la membrane du tympan; chez l'un d'eux, à cette lésion s'ajoutait encore le vertige dit de Ménière, le criminel qui en était atteint était de constitution faible, lymphatique. Il nous disait que, bien des fois, lorsqu'un bruit un peu considérable le frappait, une abondante quantité de liquide sortait de son oreille gauche, et en même temps il était saisi par un vertige qui, sans le priver de connaissance, l'obligeait cependant à s'appuyer contre le camarade qui se trouvait tout près de lui; sans quoi il serait sans doute tombé.

Dans une autre série de recherches relatives à l'élévation des sons, nous avons à noter que quelques-uns des criminels examinés par nous et chez lesquels l'ouïe n'était point parfaite, c'est-à-dire faible, pouvaient entendre beaucoup mieux les bruits de l'argot spécial que nous avons décrit, et cela au milieu du brouhaha étourdissant où ils travaillaient, comme si leur nerf acoustique eût besoin d'une excitation extraordinaire pour s'adapter à des excitations moindres, ainsi qu'il arrive pour l'héméralopie respectivement à l'organe de la vue.

Ayant voulu faire une expérience de la transmission des bruits à l'aide des os craniens, les résultats chez les criminels n'ont abouti à aucune conclusion. Chez deux épileptiques de notre Asile, chez lesquels le crâne était ouvert par suite de la brisure de l'os, nous avons constaté que, à oreille bien bouchée, la perception des bruits s'effectuait indifféremment, soit que le trou crânien fût ou non ouvert.

Parmi les déformations du pavillon, nous a paru digne de remarque spéciale, pour ce qui regarde le rôle du pavillon dans la fonction de l'ouïe, celle du criminel répondant au n° 814. Celui-ci, bien qu'on lui eût fait l'amputation du pavillon droit presque tout entier, à cause de l'*othœmatoma*, à l'exception seulement du petit lobe, entendait néanmoins très bien, et de loin, le bruit même le plus faible. La surdité co-naturelle était peu fréquente et, dans un seul cas, produite par la syphilis.

L'otite catharrale chronique est également résultée d'autres causes plus fréquentes, dans un seul cas la surdité bilatérale était survenue à la suite d'un retentissement produit par l'explosion d'une mine.

Parmi les criminels aliénés, les observations que nous fîmes n'aboutirent pas à des résultats dignes de remarque. On n'y observa aucune lésion extérieure, ni aucune autre maladie.

Enfin, pour compléter ces brèves observations, nous ajoutons les résultats des autopsies achevées sur les aliénés criminels décédés en cet établissement. Dans ces autopsies, il nous a paru intéressant de signaler les conditions dans lesquelles le centre de l'ouïe se trouvait.

MOUVEMENT EXAGÉRÉ DU PAVILLON.	BRUITS ET SIFFLEMENTS		DÉFORMATIONS acquises DU PAVILLON		PERFORATION DU TYMPAN		SURDITÉ.			AFFAIBLISSEMENT DE L'OUÏE		
	à droite.	à gauche.	à droite.	à gauche.	à droite.	à gauche.	bilatérale.	à droite.	à gauche.	bilatérale.	à droite.	à gauche.
3	4	″	1	3	″	1	5	13	5	2	5	1

CAUSES.

Par	otite catharrale	2	1	1	9	3	″	3	1
	syphilis	″	″	″	1	″	″	″	″
	congestion cérébrale	″	″	1	″	″	″	″	″
	traumatisme	″	″	1	″	″	″	1	″
	surdité congénitale	″	″	1	″	″	″	1	″
	érysipèle	″	″	″	″	2	2	″	″
	variole	″	″	″	1	″	″	″	″
	éclats de mine	″	″	1	″	″	″	″	″
	TOTAUX	2	1	5	13	5	2	5	1

Étant admis que le développement d'un organe est proportionné à son activité, on devrait en inférer que chez les criminels, qui, pendant l'isolement de la prison, furent condamnés pour un laps de temps assez long au silence, et chez lesquels le sens de l'ouïe a été par cette circonstance aiguisé, les circonvolutions qui sont le siège du centre de l'ouïe devraient acquérir plus de développement, ainsi que, par analogie, le confirment les gros lobes olfactoires de certains animaux, qui se distinguent par l'acuité de l'olfaction comparativement à leur petitessse chez l'homme, et le développement relativement considérable des corps quadrijumeaux chez les oiseaux, dont la perçante faculté de la vue est bien connue.

Cependant nous n'avons pas eu l'occasion de vérifier cette constatation dans les nombreuses autopsies que nous avons pratiquées sur des aliénés criminels. Nous y avons toujours trouvé la circonvolution temporo-sphénoïdale proportionnée à l'état normal, dans laquelle selon la physiologie moderne expérimentale, le centre de l'ouïe aurait son siège.

Pour conclure selon les recherches actuelles, il est confirmé :

1° Que dans un seul cas on a trouvé l'*othæmatoma* et que les déformations acquises du pavillon sont très rares;

2° Que l'imperfection unilatérale ou bilatérale de l'ouïe est représentée par des chiffres bien faibles;

3° Que le sens de l'ouïe est celui qui, parmi les autres, acquiert la plus haute perfection chez les criminels.

OTTOLENGHI.

SEPTIÈME QUESTION.

De la détermination par l'anthropologie criminelle de la classe de délinquants à laquelle appartient un coupable.

M. LE BARON GAROFALO, VICE-PRÉSIDENT DU TRIBUNAL CIVIL DE NAPLES, RAPPORTEUR.

Ce problème peut recevoir une solution, si l'on veut considérer la psychologie des criminels comme une branche, la principale peut-être, de l'anthropologie criminelle. Les caractères anatomiques, à eux seuls, ne peuvent fournir que des indices, et il faut les compléter par la figure morale du criminel, qui nous dévoile son anomalie psychique.

I Pour reconnaître cette anomalie psychique, le genre du délit peut suffire parfois, mais il faut bien se garder de croire que par «genre du délit» nous entendions parler du nom distinctif d'un délit d'après le langage des codes ou la théorie juridique. Ainsi, par exemple, le mot assassinat ou meurtre avec préméditation ou guet-apens, est insuffisant pour nous autoriser à classer le meurtrier dans une classe donnée de criminels selon la criminologie positive. On peut tuer avec préméditation ou guet-apens le meurtrier de son père ou le séducteur de sa sœur, sans être pour cela un criminel-né.

Toutes les vengeances de sang, les vendettes corses, sardes et du midi de l'Italie, rentrent dans ce même cas, car il n'y a pas là la recherche d'une pure satisfaction égoïste; elles sont souvent l'effet d'un égo-altruisme, tel que l'amour-propre, le point d'honneur. On peut, au contraire, avoir la nature la plus monstrueuse du criminel tout en n'ayant pas été coupable d'assassinat, mais de simple meurtre.

Il ne suffit pas non plus de déterminer l'assassinat d'après le mobile ou le but que le meurtrier s'est proposé. Un meurtre sans aucun mobile apparent n'est pas nécessairement l'œuvre d'un fou. On y reconnaît parfois un homme jouissant de toutes ses facultés psychiques, mais qui tue, comme certains sauvages, par vanité, pour montrer sa force, son adresse, pour acquérir de la notoriété.

Au contraire, un meurtre ayant un mobile apparent peut être l'œuvre d'un fou lypémaniaque, épileptique, hystérique, etc.

Dans le cas même de brigandage, on n'est pas sûr de la nature du criminel avant de l'avoir examiné au physique et au moral. Dans un pays où le brigandage est endémique, un jeune homme qui suit son père ou son frère aîné à une expédition ayant pour but de dévaliser des passants et de les tuer s'ils résistent, ne sera pas classé par l'anthropologue parmi les criminels nés, à moins qu'il n'offre, à l'appui, des caractères individuels.

Il peut arriver qu'un brigand, dans ce cas-là, ait une belle âme, comme un beau physique, qu'il soit même un «être d'exception», une «figure angélique », une nature spontanément belle et douée de grandes qualités », comme un jeune Tartare rencontré par Dostojewsky, dans une prison de la Sibérie.

Ce que nous appelons « genre du crime » ne peut donc pas s'appuyer sur les classifications juridiques.

Pour ranger un criminel dans la classe des dégénérés les plus monstrueux, il faut que le crime nous dévoile une cruauté innée ou instinctive, toujours anormale dans une classe sociale ou dans un milieu quelconque des peuples sortis de l'état sauvage. Cela arrive : 1° lorsque le meurtre a été commis dans un but purement égoïste, c'est-à-dire que l'agent a été mû par le désir d'une satisfaction individuelle quelconque : dans ce cas, il y aura une distinction à faire : le désir qu'on a voulu assouvir par le meurtre peut n'être que pathologique, tel que l'assassinat accompagnant le viol, ou l'assassinat pour jouir de la vue du sang et des chairs déchirées ; le désir peut n'avoir rien d'anormal, c'est-à-dire que son assouvissement serait un plaisir même pour toute autre personne, mais c'est le moyen criminel qu'on a employé pour le satisfaire qui révèle l'anomalie morale : 2° lorsque de la part de la victime il y a eu absence totale d'une action capable de provoquer un réaction violente de la part d'un homme normal, que ce soit une injure non méritée ou une injustice ; il est indifférent, dans ce cas, qu'il y ait ou qu'il n'y ait pas de préméditation ; 3° lorsque le meurtre a été accompagné de tourments ou de sévices ayant pour but de prolonger le supplice, afin que le meurtrier puisse ajouter à sa vengeance les frémissements et les cris douloureux de la victime.

Voilà les cas dans lesquels le « genre de crime » peut suffire pour nous faire reconnaître un malfaiteur entièrement dépourvu du sentiment de pitié, donc un être anormal psychiquement et pourtant insociable. Voilà les critériums de l'assassinat proposés par la criminologie nouvelle. La nature monstrueuse du criminel ayant ainsi été reconnue, il y a encore à distinguer l'assassin né, ou fou moral, de l'aliéné ou de l'épileptique.

II Les cas que nous venons d'indiquer sont ceux de l'anomalie extrême ; il n'y a donc rien d'extraordinaire que les circonstances mêmes dans lesquelles le crime a été accompli suffisent pour dévoiler la nature du criminel. Mais dans les cas moins évidents, on ne saurait indiquer la classe à laquelle appartient le délinquant sans l'examen psychologique ou anthropologique.

Les caractères anthropologiques ont surtout une importance souvent décisive lorsqu'il s'agit de faire le diagnostic des enfants ou jeunes gens criminels. Il y en a qui ne sont reconnus coupables que de légers délits, tels que coups, explosion d'armes à feu, ou d'attentats qui ne sont pas juridiquement incriminables à cause de l'insuffisance des moyens employés.

Mais ces mêmes individus, s'ils étaient examinés par l'anthropologue, présenteraient parfois les caractères de la folie morale ou de la criminalité innée.

L'instinct sanguinaire se manifeste souvent dès la première jeunesse par une série d'actes de violence légers, mais non excusables, et fréquemment répétés, dont on ne se préoccupe pas à cause de la faiblesse physique de l'agent. Lorsque cette série aboutit à l'assassinat, alors seulement, mais malheureusement trop tard, on se souvient de ces précédents.

Dans la plupart de ces sujets, on retrouve la physionomie typique de l'assassin, le regard froid, l'œil fixe avec quelques déformations crâniennes très marquées, très souvent la longueur excessive de la partie inférieure de la figure, le prognathisme, le front étroit et fuyant, et autres signes régressifs, ou encore des anomalies atypiques telles que la plagiocéphalie et la scaphocéphalie, et chez les auteurs d'attentats à la pudeur, la grosseur et l'épaisseur des lèvres. L'analgésie n'est pas rare non plus. Au moral c'est la plus complète indifférence pour la victime, l'apathie et l'égoïsme se traduisant par la seule préoccupation de la durée du châtiment et des plaisirs auxquels il faudra renoncer.

Si, d'un côté, le juge anthropologue plaçait le genre et la fréquence des petits délits, de l'autre la psychologie du coupable, ses caractères anthropologiques, et l'hérédité du vice, de la folie et du crime qu'on peut constater dans plus de la moitié des cas, il pourrait deviner l'assassin dans l'enfant violent, emporté et cruel.

Il n'est pas rare qu'une forme psychopatique se manifeste dans la suite. En tout cas, lorsqu'il ne s'agit pas de vraie aliénation, on a affaire à un criminel né, épileptique ou fou moral.

III. L'observation physique du délinquant peut encore être fort utile pour faire distinguer les caractères impulsifs, c'est-à-dire dénués de résistance aux impulsions de colère ou à la surexcitation nerveuse produite par l'alcoolisme, de l'hérédité de parents ivrognes, convulsionnaires, fous ou épileptiques. Cette classe de délinquants forme l'anneau qui relie les malfaiteurs par instinct aux délinquants fortuits ou professionnels. En effet, quoique le crime ait chez eux un germe dans l'organisme individuel semi-pathologique, ce germe resterait improductif et latent, s'il ne s'y ajoutait quelque vive impulsion du monde extérieur; ce qui fait que le crime a l'aspect d'une réaction, et cela relie ces individus aux délinquants occasionnels; toutefois cette réaction n'est pas proportionnée à l'impulsion extérieure, elle est immodérée et cela les rattache aux criminels instinctifs.

Les anomalies régressives du crâne et le type physionomique des races inférieures que l'on remarque si fréquemment dans le criminel d'instinct sont presque toujours absents du type impulsif; on ne rencontre que des anomalies atypiques et, parmi celles-ci, l'hémiatrophie faciale est assez fréquente; en revanche, ce qui caractérise les délinquants de cette espèce, ce sont des anomalies nerveuses ou d'autres maladies frappantes. Les traits sont très souvent réguliers, ils ont même quelquefois l'expression douce.

Il s'ensuit de là que lorsqu'il s'agit de meurtres ou de coups et blessures occasionnés par une querelle ou par une rixe, on peut avoir affaire à deux classes différentes de criminels : les criminels impulsifs et les délinquants par accident. Les premiers, à moitié malades, mais bien plus dangereux que les derniers, devraient être l'objet d'un traitement particulier.

IV. Dans un grand nombre de délits, le terme juridique par lequel on désigne le crime ne signifie à peu près rien pour l'anthropologiste, car l'auteur d'un fait délictueux, le même d'après la loi, peut être rangé dans différentes classes de criminels. Ce qu'on appelle la science du droit pénal ne connaît que deux termes : le délit et la peine; la nouvelle criminologie en connaît trois : le crime, le criminel et le moyen répressif adapté.

Il y a plusieurs actes cruels ou des violations du sentiment de pitié, qui d'après la loi ne forment que de légers délits, mais dont l'auteur a un instinct criminel persistant, ce qui pourrait devenir évident par l'examen de certains caractères de dégénérescence mis en rapport de ses habitudes et de sa figure morale entière, qu'une longue observation permettra d'étudier dans tous ses détails.

Dans le cas de calomnie, ou dans celui de sévices il arrive souvent que le délinquant est atteint d'une névrose hystérique.

Dans le cas de blessures, d'attentats à la pudeur ou de viol, il est parfois épileptique ou abruti par l'alcoolisme.

Enfin, lorsque de pareils délits se présentent comme un cas isolé dans la vie d'un homme, lorsque la psychologie ou l'anthropologie criminelles se taisent à son égard, il s'agit d'un délinquant occasionnel, qui tout en ayant un degré moindre de répugnance pour les actions cruelles, un amour-propre exagéré ou des passions violentes, ne peut néanmoins être déclaré un homme anormal et absolument insociable.

V. La psychologie a un rôle bien plus important que l'anthropologie pour nous aider à classer les auteurs des attaques à la propriété, les voleurs, les escrocs, les faussaires.

Comme le sentiment de probité est moins instinctif que celui de pitié, qu'il n'est pas dans un état de stricte dépendance de l'organisme, qu'il est plus récent et moins transmissible par hérédité, il arrive que les causes extérieures, telles que le milieu ambiant, les exemples, l'éducation et les conditions économiques, sont bien plus agissantes sur cette espèce de criminalité.

Dans le cas de vol, il y a pourtant à côté de la forme morbide, dite cleptomanie, un penchant au vol, un vrai instinct, qu'on trouve dans des individus non aliénés, à cause d'hérédité ou d'atavisme, et qui est souvent manifesté par des signes anthropologiques extérieurs et surtout par une physionomie spéciale, dont la mobilité remarquable du visage et des mains, l'œil petit et vif, les sourcils épais et rapprochés, le nez camus, le front petit et fuyant, forment les caractères les plus saillants (Lombroso).

Lorsque à ces signalements s'ajoutent des récidives, on peut bien être sûr qu'il s'agit d'un voleur né et incorrigible.

Un cas plus fréquent dans le vagabondage, le vol et les autres attaques à la propriété, c'est celui de la névrosthénie physique et morale (Benedikt), c'est-à-dire l'aversion au travail et à tout combat moral, dérivée de la constitution nerveuse, combinée à un vif goût de jouir et à des désirs dépassant les moyens dont l'individu peut disposer. On voit qu'à un élément congénital s'ajoute ici une situation sociale ou économique particulière, le névrosthénique ne devenant criminel que parce qu'il n'est pas en mesure de satisfaire ses désirs.

De cette classe il faut rapprocher celle de ces vagabonds, voleurs et escrocs dont l'improbité ayant commencé par être fortuite (mauvaise éducation, mauvais exemples, mauvaise compagnie), a fini, par l'habitude, par devenir instinctive et incorrigible. Les névrosthéniques et les malfaiteurs habituels peuvent donc être groupés ensemble, parce qu'ils sont également incorrigibles, à moins que leur situation sociale et économique ne soit changée, de manière à leur offrir, sans besoin de travailler, toutes les jouissances qu'ils désirent.

Il faut faire exception pour les jeunes gens poussés au vagabondage et au vol par de mauvais exemples reçus dans leur milieu, par les encouragements de leur entourage immédiat. Quoiqu'ils soient devenus des délinquants habituels, on ne pourra jamais les déclarer incorrigibles, jusqu'à ce qu'ils n'aient dépassé l'âge où le caractère se trouve fixé d'une manière presque invariable.

VI. On comprend qu'à chacune de ces classes de délinquants dont la détermination peut être faite avec autant de précision, une législation éclairée devrait adapter un traitement spécial et que c'est ce côté pratique qui donne la plus grande importance à la classification des criminels. N'est-il pas étonnant qu'on s'entête à faire du droit pénal une science détachée qui, en repoussant les services de la psychologie et de l'anthropologie, persiste dans ses conceptions *à priori* et dans ses préceptes uniformes, sans se préoccuper le moins du monde de la variété des faits naturels?

HUITIÈME QUESTION.

De la libération conditionnelle.

Le docteur SEMAL, de Mons (Belgique), rapporteur.

I. En interrogeant l'histoire sur la manière dont le droit de punir a été exercé ou compris, on est frappé de l'insistance mise à se préoccuper du caractère et des circonstances de l'infraction, en laissant dans l'ombre la personnalité du délinquant.

On voit le juriste restant toujours enserré dans les limites de la loi écrite et la société travaillée par les idées de vengeance, d'intimidation, de réparation qu'une longue oppression philosophique lui a mises au cœur, se déclarer satisfaite par l'application inflexible et uniforme de formules cristallisées dans les codes.

La caducité de semblables doctrines a bien apparu le jour où la sauvegarde publique s'est doublée du désir d'amender le coupable, mais leur ruine n'est près de s'achever qu'aujourd'hui où le crime s'affirme comme un phénomène naturel qu'on peut surtout prévenir en l'étudiant dans ses causes sociales et individuelles. De là deux déductions :

1° Si la peine n'est plus l'objectif principal du système répressif, pourquoi la prolonger quand elle cesse de contribuer à l'amendement du condamné, telle est la pensée qui a fait surgir la mesure de la *libération condionnelle;*

2° Si le régime pénal tend à rappeler au cœur du délinquant des sentiments un moment étouffés, ou aspire à les faire naître, à quoi bon forcer a l'expiation si l'effet moral est obtenu par le seul fait de la condamnation, d'où est venue la *condamnation conditionnelle.*

Sous des apparences modestes, ces deux propositions contiennent le germe d'une réforme radicale du système répressif; elles tendent à donner au jugement de l'individu la priorité sur le jugement des actes qu'il a posés et ne peuvent s'exonérer des conséquences logiques de ce principe.

II. Les lois sur la libération et la condamnation conditionnelles n'intervenant qu'à l'occasion de sentiments dont on *suppose* l'existence chez le condamné, il ne pourra s'établir de certitude à cet égard qu'à la suite d'un examen méthodiquement et scientifiquement dirigé.

L'homme ne peut être jugé par ses actes seulement : une sorte de criminalité latente peut couver chez lui, toujours prête à faire explosion sous le choc de circonstances propices, comme l'expression d'un état diathésique dominé par l'hérédité et dont la science biologique énumère les signes sensibles. Il peut encore moins se révéler par les idées, car une notion n'implique pas le sentiment corrélatif, mais l'analyse psychologique reste néanmoins indispensable pour déterminer la dépendance de processus anormaux ou pathologiques, puisque tout acte, à moins d'être absolument impulsif, est précédé d'une élaboration intellectuelle qui en forme la raison prochaine.

La nécessité d'un examen psycho-moral du délinquant s'impose donc comme seul moyen d'affirmer l'existence des sentiments sur lesquels on spécule pour autoriser la libération ou ajourner la peine.

III. Mais dans cette recherche délicate s'inspirera-t-on encore des errements classiques? L'échec d'une théorie qui a abouti à la multiplication des peines sans avoir abaissé d'une ligne le niveau de la criminalité est trop instructif pour qu'une réponse négative soit un instant douteuse.

C'est au principe qui l'inspire que la doctrine pénale doit son impuissance en face du crime dont elle ignore ou méconnaît la genèse et l'évolution. En appliquant aux uns et aux autres la même méthode, elle semble ne s'être jamais demandé pourquoi une infime minorité persévère dans le mal, tandis que la majorité s'en abstient. *Aussi est-ce vers l'école positive moderne qu'il faut se tourner pour attendre une solution puisqu'elle seule étudie dans le délit un phénomène naturel, relevant de causes multiples, au lieu de l'envisager comme seul indice du pouvoir malfaisant de son auteur.*

IV. Le principe de l'amendement du coupable, comme but d'un système pénal est en contradiction avec la fixation à l'avance de la durée de la cure à laquelle sera soumis le délinquant. On peut prévoir le terme d'une évolution morbide, quand l'expérience a appris à en connaître les phases; on peut escompter les effets d'un agent thérapeutique dont l'épreuve physiologique a déterminé la valeur, mais jamais il n'est permis de noter l'heure de la guérison avant qu'elle n'ait réellement sonné.

Qu'une jurisprudence nouvelle permette l'élargissement de quiconque se montre repentant et inoffensif, et cela dès que la preuve est faite à cet égard ou qu'une présomption s'est nettement établie, mais faut-il même à celui qui refuse ou est dans l'impossibilité de s'amender tenir compte d'une échéance arbitrairement fixée dans le jugement?

La réponse à cette question n'est pas un seul instant douteuse pour la biologie criminelle : la preuve de la transformation du délinquant ou tout au moins sa résignation au respect des lois sociales, en vertu d'un simple scepticisme pratiquant, est l'essence même de la libération conditionnelle; mais comme on doit dans certains cas compter avec la vitalité des instincts criminels et avec la persistance des conditions sociales qui les nourrissent, il faut admettre l'éventualité d'une *élimination prolongée*, sous quelque forme que ce soit, du milieu social, comme sanction de l'incurabilité. Proportionner la durée de la peine, c'est-à-dire du traitement, à la nature du délinquant, au degré de sa perversité, en évaluant le danger de son retour au milieu d'honnêtes gens avant que ses tendances ne soient suffisamment affaiblies ou neutralisées, est évidemment plus rationnel que de la fixer d'après les conditions du délit, c'est-à-dire d'après un symptôme isolé de la maladie morale dont il est atteint.

Aussi la justice et la justesse d'une loi sur la libération conditionnelle sont-elles destructives des errements juridiques et administratifs en matière de fixation et de réduction des peines, et n'éclatent-elles qu'à la faveur d'un corollaire logique : la détention conditionnelle.

V. La loi sur la condamnation conditionnelle obéit au même principe que sa congénère; elle est née comme elle de la réaction contre le régime pénal actuel et de l'abandon des idées d'expiation ou plutôt de vengeance. Pouvait-on en effet tomber dans une plus complète contradiction : poursuivre d'une part l'amendement du coupable, et de l'autre se refuser à en rechercher les indices à l'instant où tout concourt à l'amener à ce moment voisin du délit qui met en mouvement toutes les fibres du cœur humain, mépris public, honte et misère pour une famille chérie, ruine matérielle, ruine morale, remords enfin? Laisser ainsi échapper le repentir au moment psychologique de son apparition pour en poursuivre peut-être le fantôme pendant les longues heures d'une captivité pénible et solitaire!

La condamnation conditionnelle apparaît donc comme une mesure généreuse et sage, s'adressant aux primidélinquants; mais sous peine de tomber dans l'arbitraire ou, ce qui serait peut-être pis, dans la banalité, son application doit être précédée et entourée de recherches parfois délicates, scientifiques même qui supposent des connaissances dont sont malheureusement dépourvus les agents qui en sont chargés.

Destinée à prévenir les récidives en attribuant une plus haute valeur à la flétrissure morale attachée à une condamnation, elle tendra et réussira à fortifier l'estime de soi-même au cœur des délinquants fortuits, mais par contre constituerait une indulgence inutile et une épreuve dangereuse en faveur de délinquants instinctifs.

VI. La délinquance instinctive n'étant pas absolument en rapport avec l'énormité du crime, peut se révéler à l'occasion d'infractions de minime importance, comme dommage social, et rester cependant comme un présage funeste et dangereux pour l'avenir.

Aussi s'explique-t-on difficilement et l'émotion soulevée par certains crimes passionnels, nés d'un concours exceptionnel de circonstances, et l'indifférence généralement dévolue à cette continuité de délits dont la réitération prouve ou l'altération diathésique de la moralité individuelle ou la persistance des facteurs sociaux.

La conséquence matérielle de l'envahissement de ce qu'on nomme improprement la petite criminalité, l'*encombrement des prisons*, semble avoir plutôt frappé certains esprits que le côté moral, et pour eux les lois sur la libération et la condamnation conditionnelles n'interviennent qu'à titre de mesure économique sans influence sur la moralisation des masses. Il est certain que restreindre et limiter l'accès d'un hôpital et renvoyer les malades dans leurs foyers aux premiers signes de convalescence n'aurait pas pour effet d'améliorer l'hygiène et la santé publique, mais cette comparaison pour être applicable en l'espèce doit se compléter en disant qu'il serait tout aussi préjudiciable de recourir à l'hôpital pour la moindre indisposition passagère. Il faut savoir discerner et sous ce rapport s'impose encore *la nécessité d'une sélection à établir parmi les prévenus tout autant que parmi les détenus, pour l'adaptation du traitement qu'ils auront à subir à leur nature même, à l'intensité et à la chronicité relative de la maladie morale dont ils sont atteints et au danger que leur contact comporterait, en se souvenant toujours que l'éloignement du milieu contaminateur et l'isolement du sujet contaminé sont les bases impérissables de toute bonne thérapeutique.*

VII. L'individualisation, autant pour reconnaître et classer le délinquant que pour établir la thérapeutique qui lui convient, est surtout praticable dans la détention cellulaire, qui facilite les recherches et permet une observation plus exacte, mais, par contre, elle restreint celle-ci dans des limites d'autant plus personnelles que l'isolement sera plus rigoureusement observé. Or l'occasion étant en définitive toujours la pierre de touche de la résistance morale, il appert que l'examen anthropologique et l'analyse psychologique seraient parfois insuffisants à dégager la virtualité nocive du délinquant s'il n'était pas possible de s'en remettre à l'essai empirique d'un retour à la vie libre.

La nécessité d'une tentative dont on ne peut que très imparfaitementcalculer les phases résulte de la complexité même des éléments constitutifs de la délinquance, car d'une part l'instinct criminel ne saurait se passer du concours de circonstances favorables à sa manifestation et d'autre part la criminalité fortuite et passionnelle ne s'explique pas sans une certaine tendance naturelle.

La libération conditionnelle est donc dans les cas douteux la mesure la plus rationnelle à prendre pour autant que la mise en observation du délinquant se continue par les soins du patronage, garantie qui n'existerait pas si on attendait l'expiration de la peine.

VIII. Mais après avoir rendu à la société ceux dont elle n'a plus à craindre d'offense, après y avoir admis ceux dont le retour est possible sous réserve de certaines précautions, il faut bien définir l'attitude à prendre vis-à-vis de ces natures rebelles ou réfractaires à l'influence des moyens ordinaires d'amendement, les délinquants d'habitude et les criminels instinctifs. La solution est naturellement indiquée pour les délinquants d'habitude; prolonger la détention jusqu'à preuve de lassitude et d'éclosion du désir d'opter pour une trêve en somme plus agréable que le régime sévère de la détention, et si possible relégation au loin dans une colonie.

Quant aux criminels instinctifs, qui forment en réalité une variété de folie morale, leur restituer leur titre de malades par le bénéfice d'un traitement scientifiquement corrigé, reconnaître néanmoins leur virtualité criminelle et dangereuse, à la fois en créant pour eux un lieu de réclusion spéciale, une prison-asile.

La relégation, dans une colonie où le délinquant incorrigible par système retournera à un mode primitif d'existence, et la prison-asile, cette autre forme d'éloignement du milieu social, sont les deux corollaires logiques du principe moteur des lois sur la libération et la condamnation conditionnelles.

IX. Leur promulgation, sous peine de n'être qu'un anachronisme choquant dans les mœurs judiciaires, doit en effet être le prélude de réformes que leur application même rendra surtout évidentes dans les pays qui renoncent à la peine de mort.

L'idée de justice est en effet, pour la majorité, inséparable de l'éloignement du coupable, et ce principe de l'élimination qui repose tout autant sur le souci de la sécurité publique que sur la répulsion naturelle qu'inspire l'être anti-social serait atteint si l'application de la libération et de la condamnation conditionnelles ne rompait avec les idées qui animent le code pénal actuel.

Le formalisme judiciaire au contraire s'accommodera d'une correction de ses décrets revêtant un caractère scientifique, tandis qu'arbitrairement appliquée la libération conditionnelle supposerait simplement que le juge a mal déterminé la peine et qu'il appartient au pouvoir administratif de modifier l'erreur où il a versé ; ce serait une atteinte à l'inviolabilité de la chose jugée et entamer fâcheusement le prestige de la justice.

En soi l'adoucissement des peines ainsi que leur multiplicité est une erreur qui facilite la récidive et accroît le niveau de la criminalité ; aussi la libération conditionnelle, en continuant la surveillance du libéré au delà des portes de la prison, doit être considérée comme une prolongation de la peine qui présente une sérieuse garantie.

Mais, pour faire œuvre de discernement, la justice doit pouvoir s'inspirer d'une instruction complète à laquelle l'élément scientifique prendra à l'occasion une part active. L'administration pénitentiaire aura la charge plus lourde encore, puisqu'il lui incombe l'étude du délinquant et la fixation du moment propice à la libération. Ces deux considérations nécessiteront certaines modifications dans la procédure d'une part et, de l'autre, l'organisation d'une inspection médicale des détenus.

X. En effet, l'acquisition la plus formelle et la plus incontestable de la biologie criminelle, en révélant l'association fréquente de la criminalité et des dégénérescences physiques et psychiques, ainsi que l'hérédité commune du crime et de la folie, marque une ère nouvelle pour la jurisprudence, où s'affirmera de plus en plus l'union des sciences physiologiques et juridiques dont les lois sur la libération et la condamnation conditionnelles constituent une première application.

Mais, pour sortir rapidement des obscurités empiriques, ces réformes exigent la diffusion d'un enseignement qui fait défaut jusqu'ici, la prison devant devenir, sous l'égide de la science médicale, le champ clinique du barreau et de la magistrature.

NEUVIÈME QUESTION.

La criminalité dans ses rapports avec l'ethnographie,

Dr Alvarez TALADRIZ, de Valladolid (Espagne), rapporteur.

L'ethnographie a pour champ d'observation toute la terre et ce que nous appellerons *les races humaines*, mais elle n'est pas encore arrivée à fixer la classification de celles-ci. Pour le but que je me propose, je n'ai pas besoin d'adopter ni la classification géographique de Linné, ni celles de Blumenbach, Duméril, Virey, Bory de S. Vincent, Retzius, Desmoulins, Geoffroy Saint-Hilaire, Quatrefages, Huxley, Hœckel, Weisback, etc. La classification qui me paraît la plus appropriée à cet ordre d'étude criminologique est celle de M. Paul Topinard, exposée dans ses *Éléments d'anthropologie générale*, suivant les inspirations de Broca. Quelles que soient les diversités ethnographiques, quelles que soient la couleur de la peau, la couleur ou la structure des cheveux, sur toutes ces variantes, plutôt apparentes que réelles, flotte toujours le type criminel sous les caractères observés dans tous les temps décrits par les poètes et historiens de tous les âges. Il est reproduit dans les légendes de pierre de la sculpture, dans les médailles de la numismatique par le burin de la Glyptique, et dans toutes les manifestations des arts plastiques, avec la fidèle réalité que peignait, par exemple, la terreur sur ses deniers, la famille Hostilia. Cette étude rétrospective, qu'a initiée Charcot dans son œuvre, *Iconographie de la Salpêtrière*, et qui était déja indiquée par Lombroso dans *l'Huomo delinquente*, sert à démontrer que, dans toutes les races et à tous les âges historiques, le type criminel a présenté ses facies, caractères ineffaçables et indestructibles, jusqu'au point que, par le langage de tous les peuples on puisse décrire avec une parfaite identité et harmonie ces mêmes caractères qui ne sont pas, comme le supposent quelques-uns qui se nomment de l'*École classique du droit pénal*, inventions capricieuses de certains anthropologistes.

La description la plus complète se doit à mon respectable professeur et ami, le directeur des Archives d'anthropologie criminelle, M. Lacassagne. Suivant le savant professeur de médecine légale, voici les divers caractères qu'il a observés : «Le prognathisme, des cheveux abondants et crépus, la barbe rare, la peau souvent brune et bistrée, l'oxycéphalie (tête pointue), le développement des machoires et des os malaires, l'obliquité des yeux, la petitesse du crâne, le front fuyant, oreilles volumineuses et en anse, l'analogie entre les deux sexes, la faiblesse musculaire, sont là autant de signes ajoutés aux résultats des autopsies, rapprochant le criminel européen de l'homme préhistorique ou du Mongol.

Avocat, j'ai pu confirmer directement ces caractères, dans ce que j'appellerais, comme le dit Tarde, *la clinique criminelle*, les nombreux et graves procès pour délits contre les personnes et la propriété dans les établissements pénitentiaires de ma patrie et du Portugal, les photographies de toutes les nations, les musées de sculpture de toutes les époques et jusqu'à l'œuvre inimitable du prince de notre littérature Miguel de Cervantes Saavedra viennent à l'appui de ces descriptions.

Quelques-uns disent : « Je puis présenter des criminels qui n'avaient pas ces caractères. » Mais il suffira à ceux qui ont cette opinion de leur rappeler la classification des délinquants, adoptée par le Congrès anthropologique de Rome. Tant que ces antécédents que nous donnent la vie et l'histoire des peuples ne seront pas détruits, nous avons le droit de proclamer comme première relation de l'ethnographie avec la criminalité, cette unité permanente du type criminel, symbole de ces caractères essentiels qui persistent sur les variations de toutes les races ; unité qui se peut confirmer directement sur les les criminels du moment historique actuel.

Si de cet aspect, que nous pourrions appeler *individuel*, nous nous élevons à l'étude d'autres relations plus étendues, nous arriverons nécessairement au fond de la question proposée. Le droit pénal s'occupe seulement de nos jours des crimes commis par *une race* ou par *une nationalité* en lesquels les éléments ethnographiques présentent la confusion observée en Europe et en Amérique provenant des émigrations et d'autres actes de la vie mercantile et économique.

Si le crime commis par un individu préoccupe, celui d'une race où d'une nation, ne devra-t-il pas être l'objet d'une plus grande étude et attention?

La question est grave et délicate parcequ'elle se dirige vers la création d'un Code pénal international formé par des lois qui comprendraient la correction des grands et ténébreux crimes de lèse-nationalité qui de nos jours se regardent avec la plus grande indifférence, tandis que nous nous intéresserons davantage à la perpétration d'un assassinat qui revêt des scènes dramatiques ou romanesques.

Dans la question envisagée sous cet aspect, les relations ethnographiques n'ont plus la même importance que sous le point de vue politique et social. Pour leur explication, je me bornerai à rappeler les phrases suivantes de Ch. Letourneau : « Nier ou exagérer l'influence des institutions, du milieu social, sur le caractère d'un homme ou d'une race, est également imprudent. » Et ce fonds formera, durant toute son existence, la base de sa nature, contre ces instincts transmis par les ancêtres. L'éducation n'est pas désarmée; mais son pouvoir est fort limité.

Sur chaque individu, l'influence du milieu social est minime, mais elle va croissant géométriquement, à travers la chaîne des générations : c'est l'effort persistant de la goutte d'eau tombant sur un rocher de granit et finissant par le creuser et le désagréger. Les petites modifications mentales produites chez chaque homme par l'atmosphère sociale, etc., s'additionnent, se totalisent et dans un temps donné, peuvent métamorphoser entièrement le caractère d'un peuple ou d'une race.

Ces influences mésologiques se confirment par l'histoire, de telle manière que quelques peuples en sont arrivés à l'extrémité de considérer des actions grandioses et dignes de louange, celles qui autrefois étaient châtiées par les peines les plus dures. Celles-ci s'observent dans l'homicide, le suicide, le vol, l'abandon des enfants, la prostitution de l'épouse et des filles, etc., effaçant par les influences du caractère religieux et politique toute idée de moralité en le sens qu'elle a aujourd'hui entre les peuples civilisés; la relation serait pâle devant le réalisme des faits apportés par les voyageurs et les historiens.

De là, naît la nécessité d'harmoniser les deux tendances que nous avons pu apprécier dans ce genre d'investigations c'est-à-dire celle qui veut que le crime est le résultat exclusif de causes ethniques climatologiques, physiologiques, géographiques et celle qui tend à amoindrir l'influence des dites causes, attribuent la génération du crime. vue d'une façon supérieure à l'éducation aux idées religieuses et aux coutumes politiques. Chaque fois qu'il s'agit de traîter de certains esprits d'exclusion, viennent à notre mémoire les profondes phrases de Thomas Robert Malthus quand il s'écriait : Est-il possible qu'ayant trouvé l'arc courbé d'un côté je l'ai recourbé davantage de l'autre» pensée qui synthétise à merveille cet antagonisme qui se retrouve dans certaines opinions qui sans s'exclure doivent au contraire se compléter et s'harmoniser.

Pour démontrer le besoin de cette harmonie scientifique que nous proposons, il suffira de rappeler aux partisans de l'influence sociologique les faits donnés par la statistique des délits contre les personnes et la propriété dans les saisons froides et chaudes, dans les régions du Nord et du Midi. Si les grandes zones intermédiaires enregistrent quelque fois des chiffres supérieurs procédant de certaines causes occasionnelles, comme par exemple l'ivresse, la folie ou la dégénération pour convaincre ceux qui militent dans l'école que nous pourrions appeler naturaliste, il suffira de leur indiquer que toutes les grandes transformations politiques et sociales à cause de cette même influence de la race ont suivi les tristes journées de crimes les plus sombres et les plus obscures qu'enregistre l'histoire.

Pour ne pas accumuler davantage d'exemples, qui de tous sont connus, je rappellerai seulement la période des grandes infamies. des crimes les plus exécrables qui se refèrent à ma patrie et qui coïncident avec l'ingérence et la direction des affaires de l'État, de la race germanique principalement durant les règnes de Carlos Ier d'Espagne et V d'Allemagne et de son fils Philippe II qui, dénaturalisant les fins de la Sainte-Hermandad la convertirent en une institution terrible, la plus sombre de toutes celles qui ont été découvertes dans l'histoire et qui se constitua en terrain fangeux et immonde de la criminalité la plus épouvantable : *L'Inquisition*. Si nous étions absolument partisans de l'atavisme, nous pourrions affirmer que ladite institution n'était que le résultat atavique des férocités sanguinaires des forêts primitives de la Germanie.

Jusqu'à présent, ces questions n'ont été étudiées que d'une façon régionale et l'on compreud que cela soit ainsi pour arriver à la réalisation de ces travaux dont le levier est nommé par Quételet avec beaucoup d'à-propos : *La science des faits sociaux exprimés par le nombre.*

La statistique qui manque dans la plupart des pays comme nous le démontrent les cartes criminologiques publiées jusqu'à nos jours, serviront à former à une époque peu éloignée la carte générale de la criminalité en Europe.

A cette étude de régionalisme criminel se sont consacrés déjà et avec résultat les anthropologistes distingués Ferri, Morselli, Bournet, Marro, Lacassagne, etc. etc.; il est probable que nulle part on ne pourra l'étudier avec plus d'antécédents qu'en Espagne, où le régionalisme montre les caractères les plus saillants qui se sont manifestés dans les anciens règnes de la Péninsule où se découvre l'influence de la race avec des caractères ineffaçables.

La criminalité dans le Nord, pour ce qui se réfère aux délits contre les personnes, contre la propriété montre un caractère distinct que celui que nous offrent les antécédents que nous pourrions consulter au sujet de la criminalité dans le centre et midi de l'Espagne. Les crimes contre les personnes et la propriété sont rares; mais ceux qui s'y réalisent conservent plus pures les usages et coutumes primitives comme dans la partie montagneuse des provinces basques et montagnes de Catalogne, royaume de Galicie, Asturies et Léon où l'assassinat et l'homicide revêtent des caractères terribles qui sont une véritable réminiscence du sédiment déposé par les races précédentes de la Germanie pendant la grande période d'invasion des grandes tribus du Nord ayant occupé ces régions un temps plus long que dans les autres parties de la Péninsule.

Les mineurs du centre d'Espagne, particulièrement de *Castilla la Viéja*, ne présentent pas ces caractères de férocité, parçe que les éléments en sont formés par le concours d'antécédents multiples et variés des dominations successives par lesquelles a passé notre péninsule.

Dans le royaume de Valence, et dans les provinces andalouses, les coutumes criminelles de la race arabe se dénotent comme un souvenir des bandes des Kabyles (*algaradas razzias*) où les auteurs s'organisent *en madrillas* de malfaiteurs. L'homicide, l'assassinat dans la majorité des cas, obéissent à la passion de jalousie avec une haine vraiment africaine et augmente considérablement dans ces régions le chiffre des délits contre les personnes et contre la propriété. Tout en parlant ainsi, nous devons néanmoins reconnaître certaines teintes de noblesse que nous rappellent ces bandits, des actes d'hospitalité arabe démontrant sur leur visage bronzé, dans leurs yeux vifs et scintillants, dans la couleur de leurs cheveux, dans l'agilité des mouvements et dans toutes leurs attitudes ces réalités de l'influence ethnographique qui ne peuvent se mettre en doute et qui sont confirmées par les faits statistiques et qui justifient les doctrines que maintient sur ce sujet l'école pénale positive.

On ne peut nier que ces lois générales relatives à la distribution des crimes souffrent quelques exceptions; mais loin de venir troubler la vérité sereine qui brille dans les principes exposés, elles servent de confirmation à nos idées. Les pays du centre de notre péninsule qui présentent une criminalité extraordinaire et qui paraissent violer les lois que nous avons indiquées sont ceux qui pour des causes d'hérédité, de dégénérescence ou de situation géographique sont impulsés fatalement au crime, au vol, au pillage; de la même manière que les criminels de Corse si habilement décrits et étudiés par mon savant ami M. Bournet, car il est logique et rationnel de penser, qu'abondant dans ces zones, les causes productives du crime auquel prédispose et invite la nature, s'augmente le nombre des délits qui germinent dans nos *Alpujanos* comme dans les bois et montagnes d'autres nations.

II

Toutes ces rapides considérations appuyées sur les faits historiques et statistiques que j'aurai l'honneur d'exposer verbalement au Congrès, me décident à formuler les conclusions suivantes provisoires que je soumets respectueusement au Congrès.

CONCLUSIONS.

1° Les caractères physiologiques du type criminel se manifestent d'une manière uniforme et constante dans toutes les époques et dans toutes les races, sans autres variations que celles imposées par les circonstances accidentelles et externes des dites époques et races.

2° Non seulement les conditions ethnographiques, climatologiques et géographiques, mais aussi les sociologiques, religieuses, économiques et politiques, influent sur le sens et sur le développement de la criminalité.

3° Les grands délits commis par les races et nations doivent être l'objet d'une sanction rédigée dans un code pénal international où l'on tiendrait compte dans sa rédaction des droits sacrés des nationalités considérées comme individus supérieurs de la sociologie moderne.

DIXIÈME QUESTION.

Les anciens et les nouveaux fondements de la responsabilité morale.

M. TARDE, JUGE D'INSTRUCTION À SARLAT (DORDOGNE), RAPPORTEUR [1].

Si la responsabilité morale suppose nécessairement le libre arbitre, comme cela est admis sans examen même par la plupart des savants déterministes, il est certain qu'elle a fait son temps. Mais cette association d'idées, que rien ne justifie théoriquement, et qui, pratiquement, conduit aux acquittements les plus scandaleux, aux indulgences les plus dangereuses du jury, des tribunaux et de l'opinion, à mesure que la foi au déterminisme se répand des hauteurs de la science dans le public, demande à être rompue. D'une part, il est impossible d'asseoir plus longtemps la notion de culpabilité sur cette hypothèse, qu'un homme, au moment où il a commis un crime dans telles circonstances internes ou externes déterminées, aurait pu agir autrement. D'autre part, il n'est pas moins impossible et il serait beaucoup plus déplorable encore d'expulser de nos consciences l'idée de culpabilité, et, si positiviste qu'on soit, on a besoin de croire un homme coupable pour le juger punissable.

Que faire? Le problème est ardu et urgent. Il a reçu des solutions multiples. Mais, au fond de toutes ces conceptions, se retrouve la même conviction, la même foi en l'impossibilité de fonder la morale sans le libre arbitre. Or, il n'est rien de moins démontré que cette prétendue impossibilité. Contre ce préjugé proteste l'exemple des jansénistes, des puritains, d'autres sectes religieuses qui dogmatisant le déterminisme des actes humains sous le nom de prédestination divine, ont puisé dans ce dogme précisément l'inspiration des vertus les plus hautes, l'exemple des Musulmans aussi, dont la moralité propre a fleuri sur le terrain du fatalisme; l'exemple enfin de tout le genre humain qui, en dehors de quelques écoles de philosophie, n'a jamais pensé un peu nettement au libre arbitre, à la propriété d'être «cause de soi», à «la réelle ambiguïté de certains futurs», ou qui n'a pas attendu l'apparition, relativement récente, de cette idée pour attacher un sens très clair à la notion du mérite ou du démérite moral de nos actes.

Mais il est inutile d'insister sur ces vérités déjà répandues, là où la difficulté commence, c'est quand, mettant le libre arbitre hors de cause, on essaie de formuler une théorie de la responsabilité morale qui s'accorde à la fois avec la conscience humaine de tous les temps et avec la science contemporaine ou plutôt qui soit naturellement offerte par l'évolution régulière de la première aux désirs de la seconde.

La culpabilité ne suppose pas seulement un acte contraire à l'utilité ou à la volonté générale des co-associés, ce qui est la faute envisagée par son

[1] L'auteur ayant publié un certain nombre d'études sur cette même question et entre autres *De la responsabilité morale* (*Archives d'anthropologie criminelle de Lyon*, 15 mars 1889), nous renvoyons le lecteur à ce recueil et ne donnons ici qu'un court extrait et les conclusions de son nouveau travail.

côté matériel; elle suppose encore, essentiellement, deux choses : l'identité personnelle et l'identité sociale. C'est par la combinaison de ces deux notions très positives, nullement illusoires, qu'on donne l'explication complète du démérite aussi bien que du mérite moral. Pour que, chez l'auteur d'un acte nuisible à autrui ou contraire au vouloir d'autrui, le sentiment de la faute prenne naissance, et que, chez les spectateurs et les juges de cet acte, le sentiment corrélatif de l'indignation, du blâme, du mépris, apparaisse, ces deux conditions sont nécessaires : Premièrement, il faut que l'auteur de cet acte se juge et soit jugé le *même*, au moment où il s'accuse et où on l'accuse, qu'au moment où il a agi, en d'autres termes qu'il s'attribue et qu'on lui attribue à *lui-même*, avec ou sans raison d'ailleurs, l'acte en question, et non à des causes organiques ou physiques, extérieures à sa personne. En second lieu, il faut que cet homme se juge et soit jugé appartenir à la *même* société que ses accusateurs et d'abord que ses victimes. Si, en cas de flagrant délit, on a toujours senti la convenance de s'indigner et de punir plus fort que lorsque le coupable est arrêté longtemps après le crime, n'est-ce pas parce que l'identité personnelle est alors à son maximum d'intensité et d'évidence? Si le crime commis par un parent contre un autre parent rapproché, a toujours provoqué une réprobation singulière inhérente aux mots de parricide et de fratricide, n'est-ce pas parce qu'alors l'identité sociale, qu'il ne faut pas confondre avec la parenté physiologique, est à son comble?

Cela est si vrai que l'infanticide, le meurtre de l'enfant nouveau-né, encore étranger à la vie sociale de sa famille, est très loin de soulever la même horreur.

Il est difficile d'expliquer la permanence de la personne à travers les changements des circonstances et des âges, l'unité de la personne en dépit de la complexité de ses éléments intérieurs, sensations, appétits, instincts, habitudes, croyances et désirs. Constatons cette permanence et cette unité comme un fait indéniable, bien qu'il ait été parfois nié. Constatons aussi les altérations et les scissions de la conscience, les exceptions morbides à cette unité et à cette permanence, comme un autre fait non moins certain, qui sert de contre-épreuve au premier. Les observations des aliénistes, à ce point de vue, et les expériences des hypnotiseurs, viennent fortifier, en la limitant, l'idée de la responsabilité morale.

L'hypnotisme, je l'accorde, est un argument terrible contre la liberté, mais contre l'identité nullement. Ce n'est pas assez de dire que l'hypnotisé n'est pas libre, on doit dire qu'il n'est pas lui, qu'il est devenu le théâtre d'une véritable aliénation temporaire.

Il est moins difficile assurément d'expliquer la permanence d'une société à travers les temps, l'unité d'une société malgré la diversité des éléments sociaux, provinces, cités, tribus, corporations, familles, individus. La cause de cette permanence et de cette unité, je n'ai pas à en fournir la preuve pour le moment, est toujours l'imitation, action sociale élémentaire, universelle et constante. À chaque articulation verbale qu'on prononce, à chaque idée qu'on forme, à chaque travail qu'on exécute, on imite passivement ou activement ses compatriotes, on les copie en bloc ou on combine leurs reflets de détail. La pemranánce d'une société est d'autant plus prolongée, comme en Chine, que l'imitation des ancêtres par les descendants, appelée tradition et coutume, y est plus fidèle. L'unité d'une société est d'autant plus rigoureuse que l'échange des imitations entre contemporains et compatriotes, ce qu'on nomme le progrès de la civilisation, y est plus continu et plus actif. Là où la tradition et la coutume règnent seules chez les sauvages et la plupart des barbares, l'unité sociale se restreint au plus petit groupe de membres du clan ou de la tribu qui, ayant le même modèle ancestral, se ressemblent beaucoup entre eux par le langage, les rites, les procédés industriels ou artistiques, etc., mais diffèrent beaucoup de leurs voisins. Aussi, malgré leur communauté de race avec ceux-ci, la dissemblance sociale dont il s'agit suffit à empêcher de naître le sentiment de culpabilité ou d'indignation quand un meurtre ou un vol est commis par un de ces non-civilisés au préjudice d'une autre tribu ou d'un autre clan, mais ce sentiment est remarquablement vif d'ordinaire, quand un méfait de même nature a lieu dans le sein du petit groupe social, en dehors duquel il n'est point de salut à leur yeux. — Au contraire, là où les contemporains ont plus d'exemples de toutes sortes à se communiquer, à s'échanger entre eux, qu'il n'ont séparément à en emprunter aux ancêtres particuliers de chaque famille, l'unité sociale s'étend bien plus loin, déborde de plus en plus les frontières des États, et, avec elle, s'élargit le sentiment de la responsabilité morale. Peut-être perd-il un peu en profondeur ce qu'il gagne en surface: mais, en somme, la moralité générale gagne au change immensément.

Il y a d'ailleurs une infinité de degrès entre l'identité absolue, soit de la personne, soit du milieu social, idéal toujours inaccessible, et leur hétérogénéité absolue, non moins irréalisable. Le fou le plus fou garde quelque chose de la nature mentale qu'il possédait avant sa folie; Félida, dans sa condition seconde n'est pas entièrement autre que dans sa condition prime. Pareillement, deux hommes, fussent-il placés aux antipodes de la plus grossière sauvagerie et de la civilisation la plus raffinée, ne laissent pas d'être compris dans ce grand cercle concentrique de toutes les nationalités, de toutes les tribus, qu'on appelle l'humanité. D'autre part, l'homme du caractère le plus inébranlable et le plus enraciné en soi, diffère quelque peu de lui-même à deux instants différents de sa vie; et même dans la famille la plus fermée, le lien social n'identifie jamais deux individus aussi complètement que possible. Il s'en suit que, les deux facteurs du sentiment moral comportant des variations sans nombre, celles de ce sentiment lui-même ne sauraient surprendre. La complexité du problème explique la divergence des solutions. Loin d'y chercher la preuve que le jugement moral est un vaisseau sans boussole, il convient de voir dans ses égarements même l'action du principe caché qui l'oriente. L'idée de l'imputabilité, si elle n'était qu'une vaine abstraction aurait l'illusoire simplicité et l'immutabilité morte des œuvres artificielles de l'esprit; mais, au contraire, elle change, elle vit, elle passe par tous les degrès de force, depuis ce maximum de responsabilité qui est présenté par l'état psychologique du stoïcien *conscius* et *compos sui*, au milieu d'un état social parfaitement homogène et uni, jusqu'au minimun offert par la dernière phase de la démence ou par l'anarchie complète de la société. Et, entre parenthèses, si l'idéal de la responsabilité infinie est irréalisable parce que au fond il implique contradiction, on en peut dire autant de toutes les idées positives; car les notions de vitesse infinie, de durée, etc. ne sont pas moins contradictoires, et c'est cela même qui démontre la réalité objective des idées de vitesse, de durée, etc. En un autre sens encore, et où se montre encore mieux sa vitalité, l'idée de responsabilité évolue à travers les âges, et il est curieux d'y suivre ses changements.

Partout où la famille primitive forme faisceau et se présente aux familles environnantes comme un tout indivisible, les parents d'un meurtrier sont considérés comme ce meurtrier lui-même au regard des autres familles, qui exercent presque indifféremment sur lui ou sur eux leur *Vendetta*. L'identité personnelle en ces temps là, par une sorte de fiction très répandue, s'étend jusqu'aux limites de l'identité familiale; et, partant, la responsabilité est plutôt collective qu'individuelle, même étendue au sens moral du mot, comme il arrive toutes les fois qu'il existe entre les familles belligérantes un fonds commun de traditions et de coutumes. Chacun se sent coupable à quelque degré des fautes commises par l'un des siens, par son père et ses ancêtres en remontant à l'infini, comme l'atteste l'idée du péché originel, et en ressent un vrai remord, dont il a soif de se délivrer par diverses sortes de purifications religieuses. La pénalité expiatoire vient de là. Plus tard, quand la famille se décompose, l'identité personnelle se resserre, se limite à l'individu pris à part, pendant que l'identité sociale s'agrandit. Nous en sommes à cette phase de l'individualisme moral et pénal. Aux époques de barbarie, quand il y avait crime et non pas seulement préjudice, deux familles d'une même société se trouvaient en présence, l'une participant tout entière à la culpabilité, l'autre monopolisant exclusivement le droit de punir, appelé alors vengeance mais légalement règlementé. Peu à peu, le premier groupe diminuant à mesure que le second grossissait, nous en sommes arrivés au point que l'un se réduit à l'individu isolé, et que l'autre s'étend non seulement à la nation toute entière, mais encore, par suite des traités internationaux d'extradition devenus plus nombreux, mieux observés surtout et complétés par le principe d'exterritorialité des délits que les nouveaux codes ont adopté, à tout l'ensemble des nations semblablement civilisées. Ce n'est pas tout, et c'est ici que les réformes de l'idée morale demandées par les progrès des sciences se montrent à nous comme la simple continution des transformations du passé. L'individu humain à son tour est décomposé par nos analystes en une association d'organes parfois en révolte, et son organe supérieur, le cerveau, nous apparaît sous l'aspect d'une fédération cellulaire dont l'harmonie est souvent troublée. Voici donc que la personne individuelle, substituée à la famille primitive, devient une petite mais populeuse société, admirablement hiérarchisée et disciplinée comme la famille primitive l'était d'ordinaire, et appelée à rendre compte de ses actes *en bloc*, devant la grande société extérieure. Il en est du moi comme de ces substances prétendues simples que la chimie a résolues en atomes innombrables et hétérogènes. Les aliénistes sont à cet égard les chimistes de la personne. Ils se bornent d'ordinaire, pour le moment, à constater les changements de conduite et d'humeur où se révèle à leurs yeux, non l'application du caractère habituel d'un homme à des circonstances nouvelles, mais l'insertion inopinée d'un caractère nouveau sur le caractère ancien. Distinction importante en effet : le caractère est comme une formule algébrique qui aide à résoudre les problèmes les plus divers posés par le cours de la vie; et il faut bien se garder de confondre le cas où la variété de la conduite tient à la diversité des données du problème, la formule restant la même, avec celui où elle tient à la différence de la formule employée, les données restant les mêmes ou non. Eviter cette confusion où le simple bon sens ne manque jamais de tomber, étudier le développement du moi parasite qui se greffe ainsi sur le moi normal, observer la lutte interne, le duel douloureux et dramatique de ces deux moi, et fournir des armes au moi sain contre le moi morbide: tel est à peu près tout l'art actuel des médecins du cerveau. Mais déjà il leur est permis d'espérer qu'un jour il seront en mesure de préciser et de circonscrire la lésion cérébrale qui doit correspondre à chacune des transmutations d'âme décrites et classées par eux. En attendant, il peuvent, dans un nombre considérable de cas, affirmer avec certitude ou avec une haute probabilité que tel acte, en apparence délictueux, imputé à la totalité d'un individu, pour ainsi dire, émane d'une faible portion de lui-même, et d'une portion malade, d'une personne commensale il est vrai d'un même cerveau, mais profondément distincte de sa personne vraie. Appliquons ici nos principes. Rien de plus simple: des deux personnes en question, l'une, celle précisément qui a commis l'acte reproché, n'appartient pas au groupe social, elle est insociale essentiellement; c'est celle qui est née de la folie, elle n'est donc pas responsable moralement. La folie, en effet, nous *dissocie* en même temps qu'elle nous *aliène*, et son trait le plus caractéristique est de faire de notre âme un monde à part, un cahos à part. D'ailleurs monde ou cahos, peu importe à notre point de vue; la personne folle aurait beau rester identique à elle-même, conséquente avec elle-même, cela ne suffirait pas à lui faire encourir la responsabilité morale des actions dont elle est cause, puisque dans la claustration psychologique où elle vit, elle n'a rien de commun avec la société. Mais ajoutons qu'en général, les conditions internes de notre communion avec notre milieu social étant aussi celles de notre accord avec nous-mêmes, le faux moi implanté en nous par l'aliénation mentale est aussi dissemblable à lui-même qu'à autrui. Les deux facteurs de la culpabilité, l'identité personnelle et l'identité sociale, manquent donc à la fois. Loin d'être en raison inverse de l'assimilation sociale, l'originalité individuelle est au contraire en raison directe de l'impressionnabilité aux exemples d'autrui, car, plus on concentre et on combine en soi-même d'exemples différents, plus on a de chance de constituer une combinaison unique en son genre.

Ce n'est pas le lieu d'appliquer en détail ce point de vue à la solution des difficultés soulevées par les diverses formes de la folie, par la dégénérescence, par l'épilepsie, par l'alcoolisme, par la suggestion hypnotique, par la faiblesse sénile, etc. Il n'est pas une d'elles, notamment en ce qui concerne la folie morale, qui ne se résolve ainsi très facilement et à la plus grande satisfaction de la conscience. Enfin, l'inverse de l'aliénation mentale se produit quelquefois, trop rarement avouons-le. Je veux dire la conversion morale du coupable. Une âme nouvelle, mais meilleure cette fois et non pire, plus stable et non plus instable, est entrée dans l'âme antérieure, y a grandi et l'a refoulée; conformément à nos principes, nous dirons que, dans ce cas l'âme régénérée doit être reconnue irresponsable des fautes commises par l'autre. La régénération vraie rend le pardon obligatoire.

ONZIÈME QUESTION.

Du procès criminel considéré au point de vue de la sociologie.

M. A. PUGLIESE, de Trani, rapporteur.

Le moment me paraît opportun pour que le procès criminel devienne l'objet des études de la sociologie pénale.

Le code pénal contient nous a-t-on dit, tout un système de défense sociale contre le crime, mais le code d'instruction criminelle est non moins digne de la plus grande attention, en ce qu'il est destiné à réaliser cette défense sociale, et aussi en ce qu'il constitue la garantie des innocents.

Et cependant, il n'y a pas de question plus négligée que celle du code d'instruction au point de vue criminel.

Aussi, pendant que la législation pénale et européenne continue son évolution progressive, la législation d'instruction criminelle au contraire, semble frappée d'un fatal arrêt. Elle est pleine encore d'institutions médiocres; elle n'est plus en correspondance avec l'esprit du siècle, et avec les nouveaux besoins de la science.

Les brèves limites d'un rapport nous empêchent de prendre en examen tout le procès criminel, toutes les innovations que la sociologie criminelle a le droit de réclamer : les rapports doivent être des exposés de l'état d'une question déterminée.

Et c'est pour cela que nous ne pouvons faire autre chose que présenter brièvement l'état de certaines questions qui sont actuellement les plus graves et qui réclament une prompte solution au point de vue du positivisme pénal.

I. Le procès criminel est une institution de l'état établi dans l'intérêt social, parce qu'il a pour but de faire valoir le droit social à la recherche et à la répression du crime. Les règles directrices de sa formation sont sans doute la découverte certaine et l'appréciation du crime, la punition de l'auteur et la conciliation des intérêts sociaux et individuels.

Or cet ensemble de preuves avec lesquelles l'on doit démontrer l'existence d'un crime et d'un criminel, ne peut être accompli que par un magistrat technique.

Il n'est pas suffisant d'être juge, ou juriste; il est nécessaire que le magistrat instructeur soit bien au courant des études d'anthropologie et de sociologie, qu'il connaisse bien le milieu social dans lequel le crime va se produire, ainsi que le peuple et l'homme qui naît, qui vit et meurt dans ce milieu ou dans cette couche sociale.

L'État devrait fonder un *seminarium* pour former cette magistrature spéciale, laquelle ne devrait jamais sortir de sa spécialité. Enfin il est nécessaire de spécialiser le travail fonctionnel du juge.

A présent les choses marchent très mal. Un juge quelconque, qui possède à peine des études juridiques dans le vrai sens du mot, est chargé de l'instruction des procès. Peut-être n'aura-t-il jamais vu un procès criminel, jamais un cadavre, une autopsie; il ne saura rien de l'anthropologie et de la sociologie pénale, et pourtant il est appelé à exercer une très délicate, très difficile fonction de laquelle dépendra le sort des citoyens et la sûreté sociale. Il fera des expériences *in corpore vivo*. il apprendra à ses dépens, et en forgeant il deviendra forgeron; *sed postquam sudavit et alsit*, et quand il sera devenu un médiocre instructeur, il sera changé de place et de fonction à cause de sa promotion à un nouveau grade, et un autre comme lui commencera à parcourir *la via crucis*.

Ce n'est pas un système, mais c'est la négation. Les inconvénients, les fautes, les scandales sont énormes; soixante pour cent des procès criminels aboutissent mal; le vrai coupable court toujours bonne chance de se sauver, pendant que les innocents courent le danger de perdre la paix, la liberté, l'honneur.

De plus, il est évidemment nécessaire que le procès criminel ne soit pas limité comme à présent à recueillir des preuves pêle-mêle; au contraire l'on doit avoir soin de rechercher les causes criminelles, dans lesquelles est renfermé le secret de la criminalité et la vraie raison de punir. On doit aussi rechercher les précédents somatiques, psychiques et sociaux, et toutes les conditions du milieu dans lequel on a vu se produire le phénomène criminel.

Enfin il est temps de se mettre à la recherche des indices qui pourront être fournis par les données de l'anthropologie et de la statistique criminelles, ils peuvent être utiles précisément dans les questions d'identité comme les travaux de MM. Bertillon et Voisin l'ont démontré. ainsi que les écrits de MM. Righini, Ferri et Garofalo.

II. Dans l'état présent de la science il n'est plus possible de recueillir la preuve *della ingenere* avec le mauvais système que l'on pratique à présent, et qui est à causeul lui se des fautes et d'injustices innombrables.

Il faut réclamer que cette preuve soit confiée aux soins des hommes techniques, à des experts d'une compétence spéciale; et qu'elle soit recueillie en contradiction d'un expert élu par la défense.

Après avoir formé le protocole, la défense devrait être admise à en prendre communication pour élever les questions de médecine légale, qu'elle croira utile dans l'intérêt de son client; et sur ces questions avec des formes et des termes à établir aura lieu le débat et le jugement de par une commission technique, qui ne devra pas donner une opinion, mais une vraie décision, laquelle arrêtera à jamais le débat technique, comme chose jugée.

Ce sera comme un essai du jury technique dans les questions de médecine légale et de psychiatrie; et cette mesure relèvera aussi la dignité professionnelle du médecin légiste, et assurera coûte que coûte la recherche de la vérité.

Le devoir du juge de demander la décision de la science avec le droit de la pouvoir fouler aux pieds, est une manifeste contradiction. Et nous qui avons toujours soutenu qu'il n'est pas raisonnable de faire juger par le sens commun le jugement médico-légal et le rapport d'un expert par le jury, nous ne pouvons avoir aucune difficulté à proclamer qu'il est temps de renverser l'ancienne maxime: le juge est l'expert des experts.

Non ; cette maxime peut bien flatter la vanité du juge, mais elle n'est pas vraie.

Chacun à sa place; voilà la vérité. Quand il y a une question de médecine légale, le médecin légiste doit en être le juge. Le pouvoir social ne doit faire autre chose que réglementer ce jugement auquel on doit rendre hommage comme aux autres *qui pro veritate habentur*.

Les docteurs Tamassia et Lacassagne manifestèrent presque la même opinion dans la session de Rome. Voilà ce qu'on lit dans les actes du congrès :

Tamassia : N'admettre comme experts près les tribunaux que les médecins qui auront donné des preuves de leurs connaissances exactes en matière d'études médico-légales théoriques et pratiques, en passant un examen officiel, qu'ils devront subir après une préparation suffisante. Fixer par une loi un nombre déterminé de médecins-experts auxquels seront également déférées toutes les questions relatives à l'hygiène publique. Donner à la défense la faculté de se faire représenter par un expert, choisi par elle parmi ceux qui possèdent les titres requis, lequel s'unira à celui de l'accusation pour recueillir les éléments matériels du fait tout en réservant à chacun sa liberté d'interprétation et de jugement. Dans le cas de contestations entre experts, interpeller à titre consultatif, avant de recourir à la décision juridique, une commission composée de représentants des diverses branches de la science médico-légale et présenter ce vœu à la magistrature.

Lacassagne : Études spéciales et diplôme spécial, règlement fixant la teneur des feuilles d'autopsie et l'ordre et la méthode à suivre, un expert désigné par la défense.

M. Tamassia fut absent, mais le rapport de M. Lacassagne fut l'objet d'un très important débat dans la séance du 20 novembre 1885, et il est de mon devoir de rappeler que toutes ses conclusions furent approuvées, exception faite de la réglementation de l'expertise et du rapport.

Le caractère différentiel entre notre opinion et celle des autres est assez important pour qu'il mérite d'être relevé. Nous proposons d'essayer du jury technique dans les questions de médecine légale et de psychiatrie. Nous disons que la commission des médecins légistes à laquelle doit être déféré le jugement, ne doit pas se borner à manifester des vœux, mais au contraire elle doit rendre une vraie décision. Nous croyons enfin que cette mesure relèvera vraiment la dignité de médecin légiste, et tranchera bien des scandales et des fautes en donnant à Christ, ce qui est à Christ à César ce qui est à César.

III. Actuellement on fait un plein usage de la détention préventive; mais sans suivre des formes scientifiques, elle aboutit très souvent aux dommages du budget de l'État, à la perversion morale du prévenu, à la violation de la liberté humaine.

Le procès pénal a deux stades : celui de l'instruction et celui de l'accusation. Dans le premier, la présomption d'innocence n'est pas encore détruite, et la détention préventive doit être l'exception; dans le second, au contraire. elle doit être la règle. L'une et l'autre devraient avoir toujours pour leur raison d'être la *temibilità* du délinquant et la nature des causes impulsives du crime. Quand la *temibilità* a été vérifiée, pas de cautions, pas de faiblesses.

La discipline de la détention préventive doit être d'autre part coordonnée à l'institution de l'indemnité due à l'innocent, qui pour nécessité sociale a dû supporter une détention préventive. Si dans l'intérêt de la sûreté sociale il est nécessaire que quelqu'un soit assujetti à la détention préventive, il est bien juste que la société quand elle a fait à son aise, et ensuite a reconnu sa faute, lui paie le dommage.

IV. Le juge peut donner son jugement en trois formes : condamnation — absolution pour inexistence de crime ou pour défaut de preuves — absolution pour insuffisance d'indices. Ces formules correspondent aux trois jugements possibles qu'on peut donner, aux trois états de conscience qu'un juge peut avoir : certitude négative — certitude positive — état de doute. Elles correspondent aux formules anciennes : *condemno* — *absolvo* — *non liquet*.

Le jury, au contraire, exception faite pour l'Écosse, a seulement deux formules mono-syllabiques *non* ou *oui*.

La loi pourtant reconnaît un état de conscience où il n'est pas possible de donner une décision, et alors, *in dubio absolvendum;* dans cet état il faut répondre *non*.

Or, c'est une chose qui ne semble pas juste; il faudra donner aussi au jury la formule du *non liquet*, et la loi sera égale pour tous.

Mais là n'est pas le scandale. La loi a dû aussi prendre en considération le cas d'un bulletin de vote blanc ou illisible, elle a donné à ce bulletin une valeur, qu'il n'a pas.

Elle a dit : le bulletin blanc ou illisible vaut toujours en faveur de l'accusé; et pour cela on est obligé d'acquitter beaucoup de personnes qui ne devraient pas l'être.

Cet état de choses créé par la législation pénale donne lieu à bien des scandales, parce que le jury a plusieurs fois donné bulletin blanc ou illisible pour couvrir sa corruption ou sa lâcheté, croyant ainsi pouvoir concilier la voix secrète de la conscience avec les exigences de la cause.

Eh bien, cette disposition législative nous semble tout à fait digne d'être promptement abolie.

Nous avons réclamé son abolition il y a longtemps, et avec nous l'ont réclamée vivement MM. Garofalo, Ferri, Lombroso et Cosenza; en voici résumées les raisons les plus importantes :

a. Le bulletin blanc ou illisible n'est rien autre chose qu'un morceau de papier quelconque, c'est une non valeur. Le juge populaire n'a su, ou n'a voulu manifester aucune volonté ou décision; la loi ne peut rien, elle ne peut créer l'existant du non existant, l'être du néant.

b. L'interprétation favorable à l'accusé d'un bulletin blanc ou illisible constitue une déduction illogique et injuste d'un principe très juste : *in dubio absolvendum;* parce que si celui-ci eut été l'état de conscience du juge populaire il aurait dû écrire une négation, comme la loi le lui ordonne.

c. Cette interprétation est absolument contraire au fait qui prouve seulement une abstention ou négation de donner le vote.

d. Elle est enfin en contradiction avec le système général de la législation, dans lequel on a toujours pour inexistants les bulletins blancs ou illisibles.

Ex nihilo, nihil fit, voilà la règle souveraine; comme dans les autres choses semblables, aussi dans les votes du jury, les bulletins blancs ou illisibles devraient être considérés comme nuls. Et alors de deux choses l'une : ou l'on peut former avec les bulletins écrits le verdict, ou non; dans le premier cas un jugement existe et doit être valable; dans le second, il faut refaire les débats et le jugement avec un autre jury.

V. La revision des criminels devrait être étendue au cas d'acquittement injuste du prévenu.

La question fut placée par MM. Garofalo, Ferri et Marro, et nous l'avons traitée dans la *Revue de jurisprudence* de 1885. Elle avait été déjà résolue pour l'affirmative par M. Mittermaier dans son *Die Gesetzgebung und Rechtsbildung* dans le cas d'acquittement à cause de corruption ou de faux témoignage qui sont les cas les plus fréquents dans lesquels la vérité et la justice sont obligées de faire mauvaise route. Elle a aussi reçu une première reconnaissance législative dans le paragraphe 388 du code autrichien, et le paragraphe 399 du code germanique.

Mais il est temps que le principe de la révision dans l'intérêt social soit reconnu sans restriction et affirmé non comme exception mais comme une règle. La loi doit être égale pour tout et pour tous ; la revision doit donc avoir lieu dans le cas de condamnation et dans le cas d'absolution injuste. L'intérêt d'une part et de l'autre et le droit sont les mêmes. Et quand on aura affirmé la revision dans l'intérêt social, bien des mauvais jugements n'auront plus lieu, bien des scandales ne se produiront plus.

Voilà les questions les plus graves et les plus pressantes réformes qui se présentent à l'esprit du juriste quand il étudie le procès criminel au point de vue de la sociologie. Il y en a encore plusieurs; le système de l'instruction criminelle va tomber en débris, il est très vieux, très usé, il n'est plus en correspondance avec l'esprit du temps et l'état de la science. On a tout à reviser, tout à refaire,

Il est temps de commencer une fois ce dur travail. Si le congrès veut bien résoudre ces deux questions et si la législation européenne accueille ces vœux on pourra bien dire : *Chi ben principa è a la metà dell'opra.*

DOUZIÈME QUESTION.

De l'anthropologie au point de vue de ses applications juridiques aux législations et aux questions de droit civil.

M. L'AVOCAT GIULIO FIORETTI, DE NAPLES, RAPPORTEUR.

Le droit civil est un ensemble de règles obligatoires qui régissent dans les sociétés humaines l'échange et la jouissance des valeurs.

Tout ce qui est droit civil doit avoir une signification économique. Il y a beaucoup de questions d'argent qui ne sont pas des questions de droit civil, mais il n'y a pas de question de droit civil qui ne soit pas et ne puisse devenir, par ses conséquences, une question d'argent.

Toutes les matières qui concernent les personnes et que le Code civil traite au premier livre ne sont, le plus souvent, que des questions préjudicielles posées uniquement dans le but de résoudre des questions d'argent. Il n'est pas rare que des époux plaident en divorce ou en séparation sans aucun but intéressé, mais ce sont là des exceptions qui rentrent tout de suite dans la règle, lorsque l'on réfléchit que l'institution du mariage a été pour ainsi dire violemment incorporée dans le droit civil seulement pour régler d'avance les nombreux rapports pécuniaires qui en découlent.

C'est tellement vrai que l'intérêt pécuniaire est le trait caractéristique et distinctif du droit civil; qu'en matière criminelle, la question pécuniaire des dommages intérêts, est différente de la question pénale proprement dite, que l'on appelle l'action en dommages, et le demandeur reçoit en ce cas là l'appellation assez étrange de partie civile. C'est aussi un principe universellement reconnu en droit civil que le fondement de toute demande en justice doit être l'intérêt.

En droit civil, l'idée de la propriété est toujours intimement liée à celle de la commerciabilité des biens. Le droit civil exclue de son domaine tout ce qui est hors du commerce; les choses hors du commerce peuvent très bien former objet de droit, mais d'un droit sacré, politique ou féodal.

En d'autres termes, en droit civil, le lien qui réunit le propriétaire à la propriété est simplement économique et pécuniaire. Le propriétaire d'un héritage le possède, parce qu'il représente une activité économique incorporée dans cet immeuble, une activité économique dont le propriétaire peut se défaire ou être dépouillé comme tout autre individu.

Voilà pourquoi le droit civil repousse toute espèce de limitation imposée au droit de libre disposition des biens. La raison suffisante à l'explication de ce phénomène ne consiste pas seulement dans l'avantage économique que la société ressent du libre commerce des biens. C'est que de semblables limitations sont intrinsèquement contradictoires à l'idée fondamentale du droit civil.

Pour peu que l'on suppose qu'une personne possède un immeuble non *do-*

minio, c'est-à-dire en qualité de représentant une activité économique, mais *imperio*, c'est-à-dire à titre personnel, en vertu d'un privilège inhérent à l'individu et qui rend susceptible de transmission cet immeuble, on glisse immédiatement sous le droit féodal ou politique. *Duæ singuli dominio possident, rex imperie tenet.*

Et de la même manière que les choses échappent à l'empire du droit civil, dès que l'on cesse de les considérer sous l'aspect patrimonial, les personnes ne sont plus des sujets de droits dès qu'on les exclut des rapports économiques. J'ai nommé par là l'esclavage et le servage. Le développement de la liberté économique a ainsi toujours été parallèle à celui de la liberté civile; la *diminutio capitis* de l'esclavage a toujours comme forme de corrélation nécessaire l'exclusion de l'esclave de la communauté économique. Et *vice versa*, l'apparition du *peculium* signale le moment de la rédemption de l'esclave à la liberté civile.

On peut conclure par là que la question économique forme les prémices indispensables de la vie du droit civil, tant au point de vue des sujets que des objets du droit. Et c'est de la notion de la valeur de l'argent que l'on pourra tirer celle de l'essence du droit civil.

L'argent est une idée abstraite et excessivement complexe dont seulement le cerveau très compliqué de l'homme civilisé est capable. Les éléments constitutifs de cette notion sont le *nombre* et la *mesure* : deux idées abstraites par excellence.

L'argent est un symbole, à tel point que toute différence entre les espèces monnayées nous échappe complètement.

Il suppose aussi l'idée très complexe de l'existence d'une société civile établie, où chaque individu soit disposé à reconnaître cet argent comme un moyen d'échange universel, et que chaque individu donne aussi à l'argent la même valeur. Il résulte de cette considération que, pour que cela puisse arriver, il faudra que chacun ait réellement le pouvoir de se servir de l'argent parfaitement à sa guise, en pleine liberté et en pleine sécurité.

Tout cela suppose un ordre social parfaitement établi, une administration de la justice, une liberté civile plus ou moins avouées.

L'argent est donc une convention humaine, un fait artificiel. Par là, je ne veux pas considérer le moins du monde l'apparition de l'argent dans la société humaine comme un fait qui puisse se soustraire à l'empire des lois naturelles; je veux dire que c'est un phénomène qui, pour ce que nous en savons, se vérifie uniquement dans l'espèce humaine, et dans lequel ces mêmes forces naturelles se manifestent sous la forme de conscience, réflexion, pensée, volonté.

A ce point de vue, toute différence essentielle entre le phénomène artificiel et le phénomène naturel est effacée.

Mais il nous reste toujours à tenir compte d'une différence spécifique très importante. Le phénomène artificiel est produit en vue d'un but et en calculant sur un nombre de forces déterminées et constantes, et en négligeant soigneusement toutes les différences réelles qui existent entre les facteurs homologues du phénomène, ou tout au moins en ne les calculant que pour les effacer.

Le phénomène économique, comme phénomène artificiel, suppose nécessairement l'égalité la plus parfaite des individus par rapport à l'argent, et de l'argent par rapport aux individus.

En effet pour qu'une somme d'argent obtienne la plus grande valeur pour son propriétaire, il est avant tout nécessaire qu'il ait la certitude que le plus grand nombre d'individus obéissent au désir de devenir eux-mêmes propriétaires de cet argent en lui offrant en échange tout ce qui peut lui être agréable. Et par là l'heureux possesseur de la somme en viendra à désirer que tout le monde soit libre de tout lui vendre et de tout faire pour son plaisir. Il désirera aussi que tout cela puisse arriver aisément et sans la moindre entrave. Et puisque la condition indispensable, pour que l'on puisse se servir de son argent, est de le pouvoir conserver sûrement jusqu'au moment où l'on voudra s'en servir, et sans ce sentiment de sûreté personne ne désirerait l'argent, tout possesseur d'argent en viendra à désirer l'établissement d'une justice parfaite et égale pour tous.

Voilà donc comment l'argent suppose la plus parfaite égalité entre les hommes, à un point de vue tout à fait théorique et hypothétique qui doit nécessairement négliger toutes les différences réelles qui existent entre les individus.

Le droit civil, qui règle les rapports entre les individus, repose donc sur une institution tout à fait humaine, sur une création artificielle, qui a pour prémisses indispensables l'égalité des hommes, une égalité qui doit être nécessairement abstraite et conventionnelle aussi. Il s'ensuit que le droit civil est une science abstraite et purement rationnelle, qui tient par là beaucoup des mathématiques, sans toutefois se confondre avec elles. Beaucoup d'écrivains et de philosophes se sont laissé prendre à l'illusion d'une parfaite identité de nature entre les deux sciences; mais leurs tentatives ont toujours misérablement échoué parce qu'ils ont négligé d'autres et de plus essentielles différences entre ces deux sciences.

Cependant, à ce point de vue, comment appliquer l'anthropologie, une science naturelle, à la législation et aux questions de droit civil qui constituent une science abstraite? Ne serait-ce pas là par hasard une tentative absurde, comme si par exemple on voulait appliquer l'anthropologie à la géométrie.

Si l'anthropologie s'applique à nuancer délicatement toutes les moindres différences physiologiques qui existent entre les individus, elle vient par là à nier de la manière la plus absolue le fondement même du droit civil. Le jour où l'une des parties en cause pourrait invoquer à son bénéfice les défectuosités anthropologiques de son adversaire, ce jour signalerait l'avènement du plus parfait chaos dans le monde social.

Toutefois réfléchissons-y un peu.

Comme dans les applications pratiques des sciences mathémathiques, on doit nécessairement négliger toutes les petites différences réelles qui existent entre deux instruments que l'on suppose égaux. Mais si ces différences deviennent trop sensibles, il faudra en tenir compte ou pour les rectifier ou pour raccommoder l'instrument. De même le droit civil, tandis qu'il peut et qu'il doit négliger toutes les petites différences qui rendent tout à fait irréalisable l'hypothèse de l'égalité des hommes.

C'est par là que l'on admet une différence entre le mineur et le majeur, entre les personnes saines d'esprit et les aliénés, entre les hommes et les femmes. Mais cependant on ne fait aucune différence entre un adolescent inexpérimenté de vingt et un ans et un homme mûr de cinquante ans. Il y a donc des différences très frappantes, qui au contraire doivent appeler toute l'attention.

Mais il faut bien comprendre en quel sens le juge civil doit se préoccuper de ces différences. Il ne s'en occupe pas dans le sens du juge pénal, qui en tire une raison pour être plus ou moins sévère envers l'une des parties. Dans le traité des incapacités, le Code civil ne fait que préparer les prémisses pour l'application du droit civil proprement dit. Ces matières-là ne sont qu'une espèce de propédeutique à l'application du vrai droit civil qui concerne seulement la jouissance et l'acquisition des biens.

La loi rencontre dans la vie des individus incomplets sous le rapport de la vie économique. Eh bien, voilà qu'elle s'efforce d'effacer ces différences réelles par des institutions et des fictions juridiques, qui doivent secourir l'incapable. Voilà la tutelle, voilà la curatelle, voilà la puissance maritale : des institutions qui toutes peuvent retomber sous la définition romaine d'une *vis ac potestas in capite libera ad tuendum eum qui propter ætatem* (ou *propter sexus imbecillitatem*) *se defendere nequit.* C'est ainsi que la loi civile raccommode, pour ainsi dire, les rouages imparfaits de la machine sociale, et elle rétablit à l'aide de fictions juridiques cette égalité entre les hommes, que la nature ne trouble que trop souvent.

C'est l'unique point de vue par lequel l'anthropologie peut se rattacher au droit civil; l'anthropologie pourra aider à signaler et reconnaître les incapacités juridiques, aider à rechercher les moyens pour y remédier.

Mais, rappelons-le bien, cela ne signifie pas du tout réformer le droit civil en le posant sur un fondement tout à fait anthropologique, comme on peut le faire pour le droit pénal. Cela signifie à peine en préparer certaines conditions pour en assurer le fonctionnement exact. Mais si l'on prétend laisser envahir tout le domaine du droit civil par l'anthropologie, l'on nie la condition première de l'existence du droit civil, qui se fonde sur la supposition abstraite de l'égalité des hommes, une égalité que les études anthropologiques détruisent de fond en comble.

Toutefois je ne saurais nier que, même en d'autres matières, l'anthropologie peut exercer une influence indirecte sur le droit civil. Et cela principalement en poussant les esprits dans la direction de la méthode positiviste, dont l'anthropologie est un si brillant résultat.

Cette méthode exercera surtout une influence très remarquable sur toutes les innombrables institutions du droit civil qui reposent sur les déclarations de volonté, lorsqu'on aura complètement dissipé le fantôme du libre arbitre. On oublie trop souvent que la stipulation d'un contrat est un phénomène social qui ne dépend aucunement du caprice des parties contractantes. Une obligation ne surgit que lorsque les parties contractantes y sont poussées par des motifs suffisants. Il ne faut pas donc donner à la déclaration de volonté qui n'est autre chose que la constatation extérieure du phénomène contractuel une importance excessive. Ce qui constitue l'essence du contrat, c'est le groupe de faits sociaux qui en est la cause déterminante. En effet, le droit romain a élevé là-dessus une théorie très importante : celle de la *causa* qui a toujours remédié aux inconvénients du formalisme des déclarations de volonté. Et la doctrine de la *causa* constitue un excellent moyen d'analyse qui remplace très commodément la méthode excessivement dangereuse de l'investigation psychiatrique des parties contractantes, puisque c'est par l'existence d'une *causa* raisonnable et réelle que l'on argumente la parfaite santé d'esprit des parties; et c'est aussi en vertu de la doctrine de la *causa* combinée avec celle de l'enrichissement (*in quantum locupletior factus est*) que l'on réussit à maintenir la force des contrats formés par des incapables lorsqu'ils sont en soi-même raisonnables.

Ces doctrines-là exerceront aussi une influence très grande dans la régularisation des rapports entre les ouvriers et les maîtres, et l'anthropologie pourra ici directement nous aider à retracer la condition d'infériorité physique et psychique des ouvriers vis-à-vis des maîtres qui les exploitent, et la sociologie nous aidera à régler avec plus d'humanité le contrat de location d'œuvres.

Une autre grande institution qui se fonde erronément sur une déclaration de volonté est le mariage, une institution dans laquelle le droit civil a sacrifié toute sorte de considération morale et ethnographique à la préoccupation de régler les intérêts économiques. Les cléricaux sont tout à fait du côté de la bonne raison lorsqu'ils affirment que le droit civil contemporain a rabaissé la signification morale du mariage dans la déclaration de volonté devant l'officier de droit civil, on oublie ce qu'il peut y avoir de faux, de passager dans une simple déclaration instantanée, de vouloir bien joindre son existence à celle d'un individu de l'autre sexe. On oublie que le vrai mariage est un phénomène physiologique d'un ordre excessivement compliqué, et que le mariage existe seulement, lorsque et jusqu'à ce que ce phénomène se vérifie. Il n'y a aucune loi, ni humaine ni divine, qui puisse obliger les époux à continuer à vivre ensemble, lorsque les liens qui les unissaient sont rompus.

La célébration du mariage ne devrait plus en représenter alors l'élément constitutif, mais seulement l'inscription que l'on en prend, de même qu'un acte de mort ou de naissance n'est pas la naissance ou la mort en soi-même, mais seulement son enregistrement. De même le divorce ne devrait pas être prononcé, mais seulement reconnu par le magistrat.

Les limites imposées à mon rapport m'empêchent d'énoncer nombre infini d'autres questions. Je comprends parfaitement avoir entamé trop de choses en peu de pages. Mes idées recevront plus tard une nouvelle exposition.

Pour le moment nos conclusions sont les suivantes :

1° Que le droit civil représente un ensemble de règles abstraites qui régit les rapports économiques des individus, qui composent la société, et qui sont par là censés être parfaitement égaux entre eux;

2° Qu'à ce point de vue le droit civil proprement dit n'est pas susceptible d'une application de l'anthropologie;

3° Qu'au contraire, dans la partie du droit civil qui concerne les personnes, l'anthropologie peut avoir une grande importance comme science auxiliaire;

4° Que l'anthropologie, dans les autres parties du droit civil, peut exercer une influence indirecte en poussant les esprits vers la méthode positive et en modifiant par là surtout les doctrines du droit civil qui se fondent sur l'hypothèse d'une déclaration de volonté faite sous l'empire du libre arbitre.

TREIZIÈME QUESTION.

Du système cellulaire considéré au point de vue de la biologie et de la sociologie criminelles.

M. LE PROFESSEUR VAN HAMEL, D'AMSTERDAM, RAPPORTEUR.

L'emprisonnement cellulaire, quoique son origine date d'un temps où l'on ne parlait pas encore du «point de vue de la biologie et de la sociologie criminelles», doit cette origine même et son développement ultérieur à des considérations auxquelles, à certains égards, on pourrait donner ce nom.

Ce qu'on avait en vue en proposant, en essayant et en développant le système cellulaire, c'était bien un triple but : celui de rendre la peine privative de liberté plus sévère; d'éviter la dépravation des détenus par leurs codétenus; d'augmenter les chances de leur amendement par la possibilité d'une individualisation rationnelle; et tout cela afin de diminuer la criminalité.

Depuis ces temps-là le système cellulaire a eu son histoire et ses vicissitudes dans les législations et dans les études des criminalistes.

On en a classé et jugé les avantages et les désavantages, au point de vue des nécessités de la répression et à celui de l'amendement des coupables; au point de vue de la durée des peines et de la gravité des délits; au point de vue de l'âge et du sexe des condamnés; au point de vue de la place que l'isolement des détenus pourra ou devra occuper dans l'organisation des peines privatives de liberté.

Or tout cela est très intéressant et d'une haute valeur, mais tout cela ne suffit pas pour qui veut que les législateurs, en choisissant leur système pénal, tiennent compte du point de vue dit «de la biologie et de la sociologie criminelles».

C'est ce que le Comité d'organisation de ce Congrès a pensé, lorsqu'il a mis sur le programme la question formulée plus haut.

A quoi cette question revient-elle? A mon avis à ceci : «Quelle est la valeur du système cellulaire vis-à-vis de la distinction qui, au point de vue nommé, est fondamentale, la distinction entre les malfaiteurs d'occasion d'une part, les malfaiteurs d'habitude, corrigibles et incorrigibles, de l'autre?»

Pour ne pas compliquer le sujet, je me croirai autorisé à laisser entièrement de côté la question des jeunes détenus, qui en est une à part, et à me conformer à la pratique assez générale qui, tout en séparant les sexes, ne connaît pas au fond d'autre système pénal pour les femmes que pour les hommes.

Puis on me permettra d'avoir en vue le système d'emprisonnement cellulaire dans ses meilleures formes, c'est-à-dire un emprisonnement exempt de vexations superflues, un emprisonnement où le traitement est sévère mais rationnel, où le prisonnier est occupé par un travail assidu, et dont l'organisation de visites régulières pendant le temps de la peine et, autant que possible, d'un patronage après, constituent une partie réelle.

La question de la *durée* du temps pendant lequel la détention cellulaire pourra être infligée sans danger à l'homme dit *normal* en est une, on le sait, sur laquelle les criminalistes diffèrent, comme aussi les législateurs.

Elle pourrait paraître une question générale et préalable, sur laquelle on devrait être d'accord avant de passer à la question principale que nous allons traiter.

Mais elle n'est ni aussi générale ni aussi préalable qu'elle le paraît. Car la durée à fixer dépend en premier lieu du but que le législateur se propose vis-à-vis d'une certaine catégorie de malfaiteurs et ensuite de l'ensemble de son système pénitentiaire. Qu'on compare par exemple le rôle différent de l'isolement de longue durée dans l'*ergastolo* du Code italien, et de courte durée dans le système progressif de la législation anglaise.

Dans tous les cas, nous rencontrerons la question même bientôt.

Comme je viens de le dire, la distinction entre les délinquants d'occasion et les délinquants d'habitude, corrigibles et incorrigibles, est fondamentale pour notre question.

Or pour la *première catégorie*, celle des *délinquants d'occasion*, le système cellulaire à mon avis doit former ou continuer à former le fondement de la peine qu'ils auront à subir. Vis-à-vis de ceux-ci tous les avantages sont du côté de cette peine. Trois de ces avantages entrent surtout en considération. En premier lieu, il faudra accentuer le but de la commination pénale, celui d'intimider par la rigueur, de prévenir par sa force avertissante, autant qu'il se peut, la domination et le développement des grandes passions. La perspective d'une vie isolée de quelque durée inspire à la plupart des hommes bien plus de crainte que ne le fait la perspective de la vie sociale des prisons communes. Je tiens à admettre des exceptions, notamment parmi les personnes plus civilisées; mais il ne faut pas oublier, que pour ceux-là la perspective d'une privation de la liberté pèse déjà plus en elle-même. — En second lieu c'est tout particulièrement à l'égard de la catégorie dont je parle que le grand avantage *négatif* de la détention cellulaire, celui de tenir les délinquants éloignés du milieu corrupteur des prisons, garde son importance. Il est du devoir de l'État de ne pas perdre de vue les premières vérités de la psychologie vis-à-vis ceux qui, pour pouvoir résister à la séduction qui les a fait tomber une fois, ont besoin d'un renfort et non pas d'un affaiblissement de leurs forces psychiques. — En troisième lieu ce renfort même peut se trouver d'une manière *positive* spécialement dans la prison cellulaire et dans un traitement qui réalise «l'individualisation de la peine». C'est dans la prison cellulaire que par la réflexion et la lecture, par les visites et les exhortations, par l'impression que font sur lui la discipline de la maison et la sévérité de la peine, le délinquant pourra se préparer à la résistance, qu'il pourra se munir de cette force intérieure, qui lui a manqué dans le moment fatal que dans la solitude il a appris à déplorer.

Ces trois considérations principales à mon avis suffisent pour recommander, pour autant qu'une peine privative de liberté devra être infligée et qu'on ne pourra pas y substituer des mesures propres à remplacer les peines de courte durée, le système cellulaire au point de vue nommé.

Mais quel sera ici le maximum de la durée? Les grands crimes, même pour les délinquants d'occasion, devront être punis gravement, très gravement souvent et la question de la durée se rencontre donc certainement ici.

Or, observons d'abord que nous pouvons laisser de côté les individus qui, d'après un avis médical spécial, au point de vue physique ou psycho-pathologique ne pourront pas supporter l'isolement ou un isolement prolongé. Et observons en outre que pour les délinquants d'occasion la perspective ou la possibilité de retourner à la liberté devra exister toujours, soit à titre d'expiration de la peine, soit, quand ils ont dû être condamnés à perpétuité, à titre de grâce.

Mais alors pour eux la détention cellulaire, de peur qu'elle ne leur fasse perdre l'aptitude pour la vie sociale, par sa nature ne peut avoir une durée illimitée.

Cependant il est impossible de fixer en général le maximum de la durée pour tous les peuples ou même de le fixer d'avance avec certitude pour un peuple quelconque. On pourra rappeler qu'au point de vue hygiénique, les résultats de la détention cellulaire en général ne sont pas défavorables; qu'une observation consciencieuse pourra prévenir la détention de personnes pour qui l'isolement paraît être funeste au point de vue psycho-pathologique; et que le traitement des détenus au point de vue hygiénique pourra subir encore bien des améliorations. Mais il faudra toujours consulter ici l'expérience, il faudra des expérimentations. On sait qu'en Belgique on tient les condamnés dans la cellule jusque pendant dix années; mais il est bien sûr que ce système est ablument désaprouvé par des hommes éminents, parmi lesquels je cite le professeur de Bruxelles, inspecteur général des prisons, M. Ad. Prins. En Hollande on a fait successivement, depuis 1851, l'expérience de peines cellulaires de plus en plus prolongées, et depuis le 1er septembre 1886, jour de l'introduction du nouveau code, on a cru pouvoir fixer le maximum à cinq ans. Les résultats du régime avaient été assez favorables pour légitimer cette mesure.

Quoi qu'il en soit, pour une partie des grands criminels d'occasion, le régime cellulaire ne peut pas remplir la durée entière de leur peine. Il faudra donc après la détention cellulaire une détention en commun, avec classification rationnelle et consciencieuse et avec séparation pendant la nuit pour tous les criminels, avec séparation pendant les repas et les heures de loisir, soit pour certaines classes en général, soit, surtout en rapport avec les peines disciplinaires de la prison, pour certains individus.

En considérant le système cellulaire par rapport à la catégorie des *délinquants d'habitude*, je me rattache à la distinction connue entre les *corrigibles* et les *incorrigibles*, mais je suis en même temps d'avis, que cette distinction ne peut pas avoir une signification tellement générale, qu'indépendamment de la nature ou plutôt des causes du crime, un certain chiffre de récidives ne doive justifier un certain traitement pénal uniforme.

Il est vrai sans doute que le système pénal ne pourra pas tenir compte de toutes les variétés individuelles, mais quant aux variétés des espèces il devra le faire.

Or, quand on parle des malfaiteurs d'habitude, on a surtout en vue ceux qui, dans le monde des criminels, par un penchant, soit congénital, soit acquis, ont la tendance de pourvoir à leurs besoins aux dépens de la société, qui manquent pour ainsi dire d'énergie sociale, qu'on a nommés les névrasthéniques, les récidivistes des délits contre la propriété, comme vol, détournement, escroquerie, recel, et des délits analogues, comme faux, vagabondage, menaces par écrit.

Pour ceux-là, on pourra destiner, aussi longtemps qu'on les considérera comme corrigibles, un traitement plus ou moins uniforme pour tous, choisi avant tout dans le but de contribuer à remplacer leur tendance égoïste par une tendance altruiste; dès qu'on devra les classer parmi ceux dont la corrigibilité est plus que douteuse, un autre traitement, de même plus ou moins uniforme pour tous, choisi avant tout dans le but de les rendre inoffensifs, de préserver la sûreté sociale contre leurs attaques.

Mais les récidivistes de délits qui ne dénotent pas ce penchant, qui plutôt dénotent un redoublement de passions dangereuses, les récidivistes de violences contre les personnes, de rébellion et autres délits contre l'autorité publique, de fortes négligences dont la sûreté publique ou privée est menacée, d'attentats à la pudeur, forment une espèce différente. Dans un sens formel et légal ils pourront aussi être nommés délinquants d'habitude, mais dans le sens criminologique, et pour autant qu'ils sont corrigibles, ils ne ressemblent guère à ceux que j'ai indiqués plus haut, ils forment plutôt la classe des énergiques criminels, et leur traitement doit avoir pour premier objectif un renfort de l'effet préventif et avertissant de la peine par un accroissement de sa sévérité. Pour autant cependant qu'ils devront être déclarés *incorrigibles*, cette incorrigibilité même les rend semblables, en vue du caractère dominant de la peine à subir, aux incorrigibles parmi les auteurs de délits contre les propriétés et délits analogues.

J'avoue que cette distinction des deux espèces de penchants qui causent les délits ne coïncidera pas toujours avec la distinction des délits comme les codes la connaissent. C'est pourquoi il faudra toujours laisser au juge une certaine latitude pour suppléer à cette lacune. Mais en général la première distinction pourra se rattacher à la seconde.

Or, en m'appuyant sur ces distinctions, je soumets au Congrès les considérations suivantes :

En premier lieu il faudra statuer si un délinquant appartient aux corrigibles ou aux incorrigibles.

La loi pourra poser une certaine limite dans le nombre requis des récidives. Mais elle laissera encore de la latitude au juge, et dans la plupart des cas le juge après la clôture de l'instruction processive ne sera pas encore à même de fixer son jugement. Il faudra donc une courte période d'observations et d'examens ultérieurs, aussi par rapport à la vie antérieure du délinquant, et pour cette période la détention cellulaire est indiquée.

Mais pour ceux qui sont déclarés *incorrigibles* l'emprisonnement cellulaire en principe n'est plus recommandable, que pour autant qu'il faudra isoler les individus dangereux. Je ne discute pas ici la peine qu'il faudra leur infliger et je laisse donc de côté le choix entre la détention ou la relégation.

Pour ceux qui sont *corrigibles* et qui sont coupables des délits que j'ai nommés *en second lieu*, les énergiques criminels, il me paraît que le régime cellulaire devra rester le fondement de leur peine, tout comme pour les délinquants d'occasion. Le redoublement des passions et la réitération de leur domination devront être combattus en premier lieu par un redoublement de sévérité et par une continuation des autres influences que le système cellulaire peut exercer et dont j'ai parlé plus haut.

Mais pour les délinquants d'habitude *corrigibles* qui par leurs délits réitérés dénotent le penchant antisocial dont j'ai fait mention *en premier lieu*, le manque d'énergie sociale, la solution sera plus compliquée. Pour ceux dont les délits contre les propriétés sont tellement compliqués de délits contre les personnes qu'ils appartiennent plutôt à la catégorie des énergiques, ce qui a été dit pour ceux-là est valable pour eux aussi. Pour la grande majorité cependant on ne pourra pas affirmer la même chose.

Il ne s'agit pas de dompter, mais de fortifier et surtout d'ouvrir l'occasion qu'ils se fortifient eux-mêmes. Dans ce but le système cellulaire a certainement le grand avantage de prévenir la corruption des faibles par les dégénérés; à ce point de vue on ne pourra jamais dire trop de bien de ce système et il se pourra que pour plusieurs délinquants de l'espèce dont nous parlons ce point de vue devra prévaloir, ce qui devra rester possible.

Mais en général ici il y a d'autres exigences d'une tendance opposée. Il faut le mouvement du corps, les travaux en commun, les tentatives de relèvement dans la petite société de la prison, les tentatives de relèvement par des libertés successives, c'est-à-dire il faudra une peine qui devra commencer par une détention cellulaire, mais qui bientôt devra passer à une période de détention en commun avec une classification rationnelle et progressive. Ce que cette peine pourrait perdre en rigueur de système, elle devrait le regagner en durée plus longue et en sévérité disciplinaire.

Certainement j'aurais bien des choses encore à dire. Qu'on me permette seulement de résumer ce court exposé par quelques conclusions.

1. Au point de vue de l'anthropologie et de la sociologie criminelles, la valeur du système cellulaire devra être jugée séparément par rapport :

a. Aux délinquants d'occasion;
b. Aux délinquants d'habitude incorrigibles;
c. Aux délinquants d'habitude corrigibles:

1° Pour autant qu'ils sont condamnés pour délits contre la propriété et autres délits analogues dénotant un manque d'énergie sociale;

2° Pour autant qu'ils sont condamnés pour des délits qui dénotent plutôt un excès d'énergie criminelle, pour violences contre les personnes, délits contre l'autorité publique.

2. Pour la catégorie *a*, le système cellulaire doit être le fondement de la peine privative de liberté.

3. Quant à la catégorie *b*, une courte détention cellulaire peut servir pour une période d'observation et d'examen ultérieur; mais pour le reste du temps de la peine, le système en question n'a de valeur qu'autant qu'il sert à isoler les dangereux.

4. Pour la catégorie *c* 1°, la détention cellulaire n'a qu'une valeur relative et ne se recommande que dans une mesure limitée : *a*, pour une période d'observation et d'examen ultérieur; *b*, comme moyen de combattre le penchant antisocial par la sévérité chez une partie des délinquants; *c*, comme moyen de prévenir une corruption ultérieure chez d'autres; *d*, en général comme le commencement rationnel d'un système progressif.

5. Pour la catégorie *c* 2°, la détention cellulaire en général pourra être considérée au même point de vue que pour la catégorie *a*.

6. La détermination de la durée maxima de la détention cellulaire pour les catégories *a* et *c* 2° ne pourra être que le fruit d'expériences successives dans chaque pays.

7. Il est évident : 1° que les résultats du combat contre le penchant des délinquants d'habitude ne dépendront pas moins du traitement des détenus sous le régime cellulaire que de ce régime en lui-même; 2° que dans tous les cas, il faudra exclure de la détention cellulaire ceux pour qui, au point de vue physique ou psycho-pathologique, elle serait nuisible, selon l'avis médical.

www.ingramcontent.com/pod-product-compliance
Lightning Source LLC
LaVergne TN
LVHW050425160826
845677LV00002BA/548

9782329694870